AF556619

STEFANIE BRUNS

ASHWAGANDHA

Alle Ratschläge in diesem Buch wurden vom Autor und vom Verlag sorgfältig erwogen und geprüft. Eine Garantie kann dennoch nicht übernommen werden. Eine Haftung des Autors beziehungsweise des Verlags für jegliche Personen-, Sach- und Vermögensschäden ist daher ausgeschlossen.

www.edition-jt.de

Für Fragen und Anregungen:
info@edition-jt.de
Auflage 2024

INHALT

Vorwort

In einer Welt, die von Stress, Ängsten und hektischem Lebensstil geprägt ist, suchen immer mehr Menschen nach natürlichen Ansätzen zur Verbesserung ihrer Gesundheit und ihres Wohlbefindens. Einer dieser Ansätze, der in den letzten Jahren verstärkt Aufmerksamkeit gewonnen hat, ist Ashwagandha.

Ashwagandha kommt ursprünglich aus dem Ayurveda, der traditionellen indischen Medizin und wird auch Withania somnifera, Winterkirsche oder auch Schlafbeere, genannt. Die Schlafbeere gehört zur Familie der Nachtschattengewächse und stammt aus Trockengebieten Indiens, Pakistans und Sri Lankas. Sie gilt als adaptogene Pflanze und ist hilfreich für den gesamten Organismus, damit dieser mit Stress besser und leichter umgehen sowie das natürliche Gleichgewicht wiederherstellen kann. Wird der Name „Withania somnifera“ aus naturheilkundlicher Sicht betrachtet, so beschreibt Withania eine Pflanzengattung, die mehrere andere Withania-Arten umfasst. Der Begriff „somnifera“ stammt aus dem Lateinischen „somnus“ für Schlaf und „ferre“ für bringen, was zusammengesetzt „Schlafbringer“ bedeutet. Damit gehören Schlafstörungen zu den Haupteinsatzgebieten von Ashwagandha.

Die Verwendung von Ashwagandha reicht weit zurück und hat in der indischen Kultur eine lange Geschichte. Der Name „Ashwagandha“

entstammt den beiden Sanskrit-Wörtern „ashva", was „Pferd" bedeutet, und „gandha", was „Duft" bedeutet. Dieser Name bezieht sich auf den starken Geruch der Wurzeln dieser Pflanze, der dem Geruch von Pferden ähnelt.

Ashwagandha heißt im Ayurveda Rasayana, was „Verjüngungsmittel" bedeutet. Es soll helfen, den Körper zu stärken, und für eine allgemeine Gesundheit sorgen. Die Zusammensetzung von Ashwagandha ist vielfältig und umfasst Alkaloide, Steroide, Flavonoide und Saponine. Diese bioaktiven Verbindungen geben dieser Pflanze viele gesundheitliche Vorteile, von denen Sie und Ihr Körper profitieren können. Zu den möglichen Vorteilen von Ashwagandha gehören die Unterstützung des Immunsystems, die Verbesserung der Schlafqualität, die Verbesserung der kognitiven Funktion, die Reduzierung von Stress und Ängsten und die Regulierung des Hormonhaushalts. Durch diese vielen positiven Eigenschaften erfreut sich Ashwagandha in den letzten Jahren weltweit wachsender Beliebtheit. Es existieren Studien, die zeigen konnten, dass Ashwagandha sich sehr positiv auf den Körper auswirkt und sich dadurch nachweislich als wirksames Mittel zur Verbesserung der allgemeinen Gesundheit erwiesen hat.

In diesem Praxisbuch erhalten Sie einen umfangreichen Einblick und viele Erkenntnisse in Bezug auf Ashwagandha und seine unterschiedlichen Einsatzgebiete von der Verbesserung des Schlafs über die einzigartige Wirkung gegen Stress bis hin zur Wiederherstellung der hormonellen Balance. Darüber hinaus werden mögliche Nebenwirkungen und Arzneimittelwechselwirkungen sowie die Erläuterung der häufig gestellten Fragen aufgezeigt, um Ihnen ein umfassendes Verständnis dieser Pflanze zu ermöglichen. Egal, welche Fragen Sie haben, ob Sie wissen möchten, wie genau Ashwagandha Ihnen helfen kann und welche Auswirkungen es auf Stress, Schlaf und Hormone hat, dieses Buch ist eine umfassende Ressource, die Ihnen Antworten auf Ihre Fragen bietet. Das Ziel ist es, Sie mithilfe dieses Ratgebers durch die Welt von Ashwagandha zu führen und Ihnen praktische Anleitungen sowie wissenschaftliche Erkenntnisse zu bieten. Auf diese Weise können Sie die vielfältigen Anwendungsmöglichkeiten von Ashwagandha in Ihrem Alltag entdecken und nutzen.

Hinweis:

In diesem Buch finden Sie einen QR-Code, der Sie zu Audiodateien führt. Falls Sie keine Möglichkeit haben, den QR-Code zu scannen, können Sie die Datei auch über diesen Link finden:

https://bit.ly/3RKjU1Y

Ashwagandha gegen Stress und Angst

Im Ayurveda wird Ashwagandha seit Jahrtausenden zur Behandlung vieler Krankheiten eingesetzt, darunter gegen Stress und Angst. Aufgrund seiner Fähigkeit, die Stressresistenz zu erhöhen, gehört Ashwagandha zu den sogenannten Adaptogenen.

Definition: Adaptogene

Adaptogene sind aktive sekundäre Pflanzenstoffe, die Ihrem Körper helfen, bestimmte stressige körperliche und/oder psycho-emotionale Situationen zu überstehen beziehungsweise sich besser an sie anzupassen sowie die körpereigenen Mechanismen zu regulieren und das Gleichgewicht im Körper wiederherzustellen. Dies erklärt auch den Namen „Adaptogen", der englischen Ursprungs ist und dem Wort „to adapt", zu Deutsch „anpassen", entlehnt ist. Situationen, in denen Sie sich Hilfe von adaptiven Pflanzen erhoffen, werden auch Stressoren genannt. Es gibt mindestens drei Bereiche sogenannter Stressoren, in denen Adaptogene auf verschiedene Weise positive Auswirkungen auf die Körperfunktionen haben können:

- körperliche Belastung,
- psychische Stressfaktoren und
- Umweltstressoren.

Zusätzlich zu diesen akuten Leiden haben Adaptogene auch positive Auswirkungen auf bestimmte, durch übermäßigen Stress verursachte Krankheiten, außerdem schützen sie die allgemeine Zellgesundheit und sie haben die Fähigkeit, die geistige und körperliche Leistungsfähigkeit bei Sportlern zu optimieren sowie die körperliche Erholung zu verbessern. Ganz wichtig zu bemerken ist, dass Adaptogene gemäß der gängigsten Definition NICHT für physiologische Störungen der normalen Körperprozesse verantwortlich sind, sondern vielmehr Störungen und Ungleichgewichte der körperlichen Funktionen normalisieren und korrigieren. Dadurch werden auch die Widerstandskraft sowie die Stressresistenz des Organismus gegen unterschiedliche Umwelteinflüsse erhöht. Neben Ashwagandha gehören auch Rhodiola rosea, Ginseng, Schisandra und Eleuthero zu den Adaptogenen. Diese Pflanzen werden seit langem in der traditionellen Medizin verschiedener Kulturen verwendet und haben sich als vielversprechende natürliche Optionen erwiesen, um den Körper dabei zu unterstützen, mit Stress besser umzugehen.

Ashwagandha enthält viele bioaktive Verbindungen, wie Alkaloide, Steroide und Flavonoide, die helfen können, den Körper zu beruhigen und das Nervensystem auszugleichen.

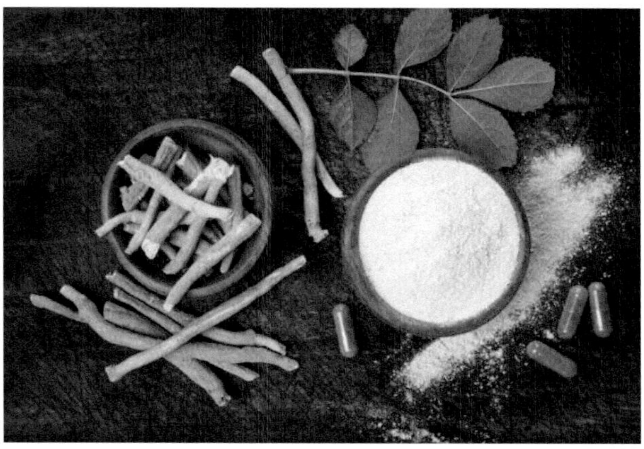

DIE WIRKUNG VON ALKALOIDEN, STEROIDEN UND FLAVONOIDEN AUF DEN KÖRPER

Alkaloide

Alkaloide sind in unterschiedlich vielen Pflanzen zu finden. Es handelt sich bei diesen um eine große Gruppe organischer Verbindungen, die sich durch ihre stickstoffhaltige Struktur auszeichnen und häufig pharmakologische Wirkungen auf den menschlichen Körper haben. Alkaloide haben sowohl stimulierende als auch beruhigende Eigenschaften und vielfältige biologische Wirkungen. Die genaue Wirkungsweise von Alkaloiden im Körper kann je nach Art und Struktur der Verbindung variieren. Zu den häufigsten Wirkmechanismen von Alkaloiden gehören:

- Rezeptorenanbindung: Viele Alkaloide wirken, indem sie an spezifische Rezeptoren im Körper binden. Diese Rezeptoren können in verschiedenen Geweben oder Organen lokalisiert sein und unterschiedliche Funktionen regulieren. Durch die Bindung an diese Rezeptoren können Alkaloide die Signalübertragung beeinflussen und dadurch bestimmte physiologische Prozesse regulieren.

- Enzymhemmung: Einige Alkaloide können die Aktivität bestimmter Enzyme hemmen, die für biochemische Reaktionen im Körper verantwortlich sind. Dies kann den Stoffwechsel, die Neurotransmittersynthese oder andere wichtige Prozesse beeinflussen.

- Auswirkungen auf das Nervensystem: Viele Alkaloide beeinflussen das Zentralnervensystem und können sowohl stimulierende als auch beruhigende Wirkungen haben. Sie können die Freisetzung oder den Abbau von Neurotransmittern beeinflussen und zu Veränderungen in der Nervensignalisierung führen.

• Wechselwirkung mit Ionenkanälen: Einige Alkaloide können die Aktivität von Ionenkanälen beeinflussen, die für den Ionenfluss in und aus Zellen verantwortlich sind. Dadurch können die elektrische Erregbarkeit der Zelle beeinträchtigt und verschiedene physiologische Prozesse beeinflusst werden.

• Antioxidative Wirkung. Einige Alkaloide haben antioxidative Eigenschaften, was bedeutet, dass schädliche freie Radikale im Körper neutralisiert und der oxidative Stress reduziert sowie Zellschäden vorgebeugt werden.

Steroide

Steroide sind eine Gruppe organischer Verbindungen mit einer charakteristischen Struktur – einem Steran-Kern. Im Körper erfüllen sie viele verschiedene Funktionen und spielen daher eine wichtige Rolle. Es gibt verschiedene Arten von Steroiden, darunter Hormone wie Glucocortikoide, Mineralocortikoide, Sexualhormone und Steroide mit entzündungshemmenden Eigenschaften. Die Wirkung von Steroiden auf den Körper hängt von der Art des Steroids ab:

• Glucocortikoide: Diese Steroide werden in der Nebennierenrinde produziert und erfüllen viele verschiedene Funktionen im Körper. Sie regulieren den Kohlenhydratstoffwechsel, erhöhen die Glukosefreisetzung aus der Leber und hemmen die zelluläre Glukoseaufnahme. Glucocortikoide haben auch entzündungshemmende Eigenschaften und können das Immunsystem unterdrücken.

• Mineralocortikoide: Ein berühmtes Beispiel für Mineralocorticoid ist Aldosteron. Ebenso wie die Glucocortikoide wird das Aldosteron in der Nebennierenrinde produziert und ist essentiell für den Körper bei der Regulierung des Elektrolythaushalts, insbesondere des Natrium- und Kaliumspiegels.

• Sexualhormone: Zu den Sexualhormonen gehören Östrogen, Progesteron und Testosteron. Alle drei Hormone sind wichtig, wenn es um die Entwicklung und Funktion der Fortpflanzungsorgane, die Regulierung des Menstruationszyklus bei Frauen und bei Männern um die Spermienproduktion geht.

• Steroide mit entzündungshemmenden Eigenschaften: Einige Steroide wie Kortison oder Prednisolon werden zur Behandlung von Entzündungen eingesetzt. Sie unterdrücken das Immunsystem und hemmen die Freisetzung entzündungsfördernder Substanzen.

Steroide beeinflussen den Körper auf viele verschiedene Arten. Sie binden an spezifische Rezeptoren in der Zelle und beeinflussen dadurch die Genexpression und Signaltransduktion, was mehrere Auswirkungen mit sich bringen kann, einschließlich der Stoffwechselregulierung, der Entzündungshemmung, der Fortpflanzungsfunktion und anderer physiologischer Prozesse.

Flavonoide

Flavonoide kommen auch in vielen Pflanzen vor und gehören zu einer großen Gruppe biologisch aktiver Verbindungen, ebenso zur Gruppe der Polyphenole, und zeichnen sich durch eine gelbe bis rote Farbe aus. Flavonoide erfüllen in Pflanzen viele unterschiedliche Funktionen, darunter Pigmentierung, UV-Schutz und Schädlingsbekämpfung. Flavonoide haben unterschiedliche Wirkungen auf den Körper:

• Antioxidative Wirkung: Flavonoide sind starke Antioxidantien und können dabei helfen, schädliche freie Radikale im Körper zu neutralisieren. Dies kann dazu beitragen, oxidativen Stress zu reduzieren und Zellschäden vorzubeugen.

- Entzündungshemmende Eigenschaften: Die Flavonoide, die entzündungshemmende Eigenschaften haben, sind in der Lage, verschiedene, im Körper vorkommende Entzündungsreaktionen zu reduzieren. Dabei hemmen sie die Aktivität entzündungsfördernder Enzyme und begrenzen die Freisetzung entzündungsfördernder Stoffe.

- Bessere Gefäßgesundheit: Flavonoide können zur Verbesserung der Gesundheit der Blutgefäße beitragen, indem sie die Durchblutung verbessern, den Blutdruck senken und die Elastizität der Gefäßwände erhöhen. Dies beugt wiederum Herz-Kreislauf-Erkrankungen vor.

- Unterstützung des Immunsystems: Bestimmte Flavonoide können das Immunsystem stärken und die Immunantwort verbessern. Sie können die Aktivität von Immunzellen steigern und die Produktion entzündlicher Zytokine reduzieren.

- Krebsprävention: Es gibt Hinweise darauf, dass einige Flavonoide vorbeugende Eigenschaften haben könnten. Sie können das Wachstum von Krebszellen hemmen, DNA-Schäden reduzieren und den programmierten Tod von Krebszellen, genannt Apoptose, fördern.

Nicht nur in Pflanzen kommen Flavonoide vor, sondern auch in vielen Lebensmitteln, speziell in Obst, Gemüse, Tee, Rotwein und dunkler Schokolade. Sobald Sie auf eine ausgewogene Ernährung achten, die eine Vielzahl flavonoidreicher Lebensmittel umfasst, können Sie daraus gesundheitliche Vorteile für sich nutzen, ebenso sehr, wie Ashwagandha viele Vorteile für Sie bereithält

Studien haben gezeigt, welchen positiven Einfluss die Heilpflanze auf den Cortisolspiegel hat. Bei Cortisol handelt es sich um ein Hormon, das in Zeiten von chronischem Stress ansteigen kann. Ashwagandha ist es möglich, diesen Cortisolspiegel zu senken und damit den einhergehenden Stress abzubauen, was sich wiederum auf die allgemeine Gesundheit und das Wohlbefinden auswirkt.

Durch die beruhigenden Eigenschaften hilft Ashwagandha, Angstzustände zu reduzieren und den Geist zu entspannen. Dies ist auf die Fähigkeit von Ashwagandha zurückzuführen, GABA-Rezeptoren im Gehirn zu aktivieren, das heißt, es kommt zu einer vermehrten Gamma-Aminobuttersäure-Produktion. Die Gamma-Aminobuttersäure gehört zu den Neurotransmittern, die für ihre beruhigenden und entspannenden Eigenschaften bekannt sind.

Definition: GABA-Rezeptoren

GABA steht für Gamma-Aminobuttersäure. Für die Kommunikation zwischen den Nervenzellen ist dieser chemische Botenstoff sehr wichtig, daher wird er auch als Neurotransmitter bezeichnet. GABA ist als der wichtigste hemmende Neurotransmitter im Gehirn bekannt, sowohl bei Menschen als auch bei anderen Säugetieren. Sie können sich das folgendermaßen vorstellen: Wenn GABA an eine Nervenzelle bindet, ist diese vorübergehend nicht in der Lage, Impulse zu senden oder zu empfangen.

Ashwagandha kann die Aktivität der GABA-Rezeptoren erhöhen und so die Produktion von GABA fördern. Dies trägt dazu bei, Angstzustände zu reduzieren und eine beruhigende Wirkung auf den Geist zu haben. Der Einsatz von Ashwagandha als natürliche Alternative im Kampf gegen Stress und Angstzustände ist sehr vielversprechend. Es kann zur Lösung akuter und chronischer Stresssituationen beitragen und sich positiv auf die psychische Gesundheit auswirken.

DIE WIRKUNG VON ASHWAGANDHA AUF DAS STRESSHORMON CORTISOL

Ashwagandha wird nachgesagt, eine positive und regulierende Wirkung auf das Stresshormon Cortisol zu haben. Durch die adaptogenen

Eigenschaften verhilft es dem Körper dazu, sich besser an Stress anzupassen und wieder ins Gleichgewicht zu kommen, was mehrere Studien beweisen.

Definition: Cortisol

Cortisol ist ein Hormon, das zur Gruppe der Glucocortikoide gehört. Es wird von den Nebennieren produziert, die sich oberhalb der Nieren befinden. Cortisol wird im äußeren Teil der Nebennieren, der sogenannten Nebennierenrinde, produziert. Obwohl man mit dem Begriff Cortisol oftmals etwas Negatives verbindet, so spielt es dennoch bei verschiedenen physiologischen Prozessen eine wichtige Rolle im Körper. Es ist Teil des Stressreaktionssystems und wird „Stresshormon" genannt, weil es als Reaktion auf Stress und Bedrohung ausgeschüttet wird. Cortisol hilft dem Körper, damit dieser besser mit Stress umgehen und sich an neue Situationen leichter anpassen kann. Die Cortisolfreisetzung wird durch die Hypothalamus-Hypophysen-Nebennieren-Achse (HPA) reguliert. Der Hypothalamus im Gehirn schüttet ein Hormon namens Corticotropin-Releasing-Hormon (CRH) aus, das die Hypophyse zur Produktion des adrenocorticotropen Hormons (ACTH) anregt. Im Gegensatz dazu regt ACTH die Nebennierenrinde an, Cortisol zu produzieren und freizusetzen.

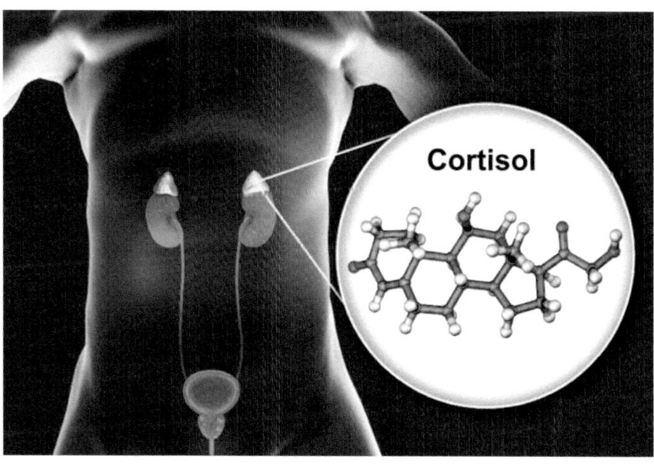

Der Cortisolspiegel im Körper folgt einem zirkadianen Rhythmus, das heißt, er ändert sich im Laufe des Tages. Normalerweise ist der Cortisolspiegel morgens nach dem Aufwachen am höchsten, sodass ein energiereicher Start in den Tag möglich ist, und nimmt im Laufe des Tages allmählich ab. Dieser Rhythmus hilft dem Körper, Energie bereitzustellen und den Stoffwechsel zu regulieren.

Cortisol erfüllt viele verschiedene Funktionen im Körper, darunter die Regulierung des Energiehaushalts, den Abbau von Proteinen und Fetten zur Energiegewinnung, die Unterstützung des Immunsystems sowie die Regulierung des Blutzuckers und von Entzündungsreaktionen. Ein zu hoher oder zu niedriger Cortisolspiegel kann zu gesundheitlichen Problemen führen. Chronisch erhöhte Cortisolspiegel können mit Stress verbunden sein und zu Symptomen wie Gewichtszunahme, Schlafstörungen, Stimmungsschwankungen und einer beeinträchtigten Immunfunktion führen. Ein chronisch niedriger Cortisolspiegel kann auf eine Nebenniereninsuffizienz hinweisen und Symptome wie Müdigkeit, Muskelschwäche und niedrigen Blutdruck verursachen.

Was den Cortisolspiegel erhöhen kann

Fast alle Ursachen für chronisch erhöhte Cortisolwerte sind auf ungesunde Lebensgewohnheiten zurückzuführen. Das bedeutet, durch

- den Verzehr von ungesunden Lebensmitteln,
- zu wenig und kein guter Schlaf und
- durch chronischen Stress

kann das Stresshormon im Blut erhöht sein. Vor allem chronischer Stress führt zu einem chronisch erhöhten Stresshormonspiegel. Es ist dabei nicht von Bedeutung, ob der Stress durch

- zu viel sportliche Betätigung,

- stressige und zu viele Arbeitstermine,
- Beziehungsprobleme,
- Traurigkeit, Ängste und Widrigkeiten,
- die Pflege eines schwerkranken Angehörigen,
- Missbrauch oder
- Lärm

verursacht wird. Auch eine ungesunde Ernährung mit vielen zuckerhaltigen Lebensmitteln, Weißmehlprodukten und koffeinhaltigen Getränken, wie Kaffee, Energydrinks und Cola, kann den Cortisolspiegel erhöhen. Ebenso können Schlafmangel oder mangelnde ausreichende Ruhe im Allgemeinen zu anhaltend hohen Stresshormonspiegeln führen. Ungünstig ist auch eine künstliche Beleuchtung mit großem Anteil an Blaulicht bis spätnachts, wie LEDs, Neonlichter und Energiesparlampen, zu denen natürlich auch Bildschirme, Smartphones und Tablets gehören. Anstatt Alkohol und zucker- und/oder koffeinhaltige Erfrischungsgetränke zu trinken, ist es besser, ausreichend Wasser zu sich zu nehmen, denn wer zu wenig trinkt, dehydriert den Körper und erhöht dadurch den Cortisolspiegel.

Tipps, um den Cortisolspiegel zu senken

Die wichtigsten Maßnahmen zur Aufrechterhaltung eines gesunden und ausgeglichenen Cortisolspiegels sind diejenigen, die Teil eines normalen gesunden Lebensstils sind. Sie erfordern zunächst etwas Disziplin, bis sich an die neuen Gewohnheiten gewöhnt wurde. Es wird sich jedoch lohnen, da das Niveau der Energie und der persönlichen Leistung im Alltag erheblich zunehmen wird. Wenn Sie das Stresshormon reduzieren möchten, sind nachfolgend die besten Tipps:

- Trinken Sie keinen Alkohol.
- Verzichten Sie auf Getränke mit Koffein.
- Trinken Sie genug Wasser, mindestens 1,5 bis 2 Liter pro Tag.
- Essen Sie keinen Zucker und keine Produkte aus weißem Pulver, sondern achten Sie stattdessen auf eine gesunde Ernährung.
- Sorgen Sie für genügend Schlaf und gehen Sie möglichst zur selben Zeit ins Bett, am besten weit vor Mitternacht.
- Vermeiden Sie blaues Licht. Schalten Sie Smartphones, Computer und dergleichen am frühen Abend aus.
- Ergreifen Sie Maßnahmen, um Stress zu verringern, wie etwa Atemtechniken, Yoga, Meditation, Akupressur, Tai-Chi, Spazierengehen, moderate Bewegung, Massage, Zeit mit Familie und Freunden verbringen, gute Musik hören, eigene Musik komponieren, tanzen, singen und laut lachen.

Neben den aufgezählten Maßnahmen gibt es noch folgende:

Regulierung des Melatoninspiegels

Melatonin ist ein Hormon, das vor allem abends ausgeschüttet wird und Müdigkeit verursacht. Daher ist der Melatoninspiegel hoch, wenn der Cortisolspiegel niedrig ist und umgekehrt. Aus diesem Grund eignen sich Maßnahmen für die Melatonin-Balance auch zur Regulierung des Stresshormonspiegels. Dabei handelt es sich hauptsächlich um Maßnahmen aus dem vorherigen Abschnitt.

Vermeiden Sie Schwermetallbelastungen oder führen Sie eine Entgiftung durch

Im Jahr 2015 wurde eine Studie ausgeführt, die aufzeigte, dass eine Schwermetallbelastung, beispielsweise mit Quecksilber, die Stressanfälligkeit deutlich erhöht, was den Cortisolspiegel ansteigen lässt. Daher kann eine Entgiftung auch bei chronisch erhöhten Stresshormonspiegeln ein sinnvoller Ansatz sein.

<u>So gehen Sie bei einer Entgiftung vor:</u>

Zur Schwermetallentgiftung eignet sich vor allem das Tonerdemineral **Bentonit**, welches Schwermetalle erst gar nicht in den Blutkreislauf lässt, da durch die enorme Resorptionsfähigkeit das Bentonit diese bereits im Verdauungstrakt an sich bindet und mit dem Stuhl ausscheidet. Vorbeugend und im Rahmen einer Entgiftung sollten Sie wie folgt vorgehen:

- Nehmen Sie einen Teelöffel Bentonit und rühren Sie diesen in 300 bis 400 ml Wasser ein. Sie können diese Dosis ein- bis zweimal täglich zu sich nehmen.

- Wenn es erforderlich ist, können Sie die Dosis auf einen Teelöffel höchstens zweimal täglich steigern, wobei ein halber Teelöffel bereits sehr gute Ergebnisse erzielt.

Weiterhin gibt es noch Lebensmittel und Kräuter, die bei einer Ausleitung ebenfalls unterstützen:

- Chlorellaalge
- Alfalfagras, auch bekannt als Luzerne
- Brennnessel
- Artischocke
- Fenchel

- Ingwer
- Löwenzahn
- Meerrettich
- Rhabarber
- Wacholderbeeren
- Bärlauch
- Cayennepfeffer

Verbringen Sie viel Zeit mit Ihrem Hund

Wenn Sie einen Hund haben, verbringen Sie mit diesem viel Zeit, denn 2014 wurde eine Studie durchgeführt, die ergab, dass die Anwesenheit eines vierbeinigen Freundes eine beruhigendere Wirkung auf den Cortisolspiegel hat als die Anwesenheit eines menschlichen Freundes.

Nehmen Sie eine Power-Pose ein und lachen Sie laut

Interessanterweise beeinflusst auch die Körperhaltung den Hormonspiegel. Wenn Sie sich also in eine Power-Pose begeben, produziert Ihr Körper mehr Testosteron und senkt den Cortisolspiegel, was Sie gleichzeitig auch noch selbstbewusster macht.

So gehen Sie vor:
Power-Pose Nr. 1:
Platzieren Sie Ihre Füße hüftbreit auf dem Boden und stemmen Sie Ihre Arme in die Hüften, ähnlich wie Wonder Woman. Richten Sie sich auf, schieben Sie das Brustbein zum Himmel und ziehen Sie die Schultern zurück. Richten Sie dabei Ihre Augen leicht nach oben und strecken Sie Ihr Kinn, machen Sie einen langen Hals. Beginnen Sie nun, zu

lächeln, oder lachen sie laut und halten Sie diese Position für zwei Minuten.

Power-Pose Nr. 2:
Stellen Sie Ihre Füße schulterbreit auseinander auf den Boden und legen Sie Ihre Hände hinter Ihren Kopf. Stehen Sie gerade, heben Sie Ihr Brustbein zum Himmel und rollen Sie Ihre Schultern einmal zurück. Neigen Sie Ihren Kopf leicht zu Ihren Händen und bewegen Sie Ihre Ellbogen nach außen und hinten. Auch in dieser Haltung beginnen Sie, zu lachen, und verweilen für etwa zwei Minuten.

Power-Pose Nr. 3:
Stellen Sie Ihre Füße schulterbreit auseinander auf den Boden und strecken Sie Ihre Arme nach oben in den Himmel. Schauen Sie Ihren Händen nach, lächeln Sie und fühlen Sie sich wie ein Gewinner. Bleiben Sie auch in dieser Siegerposition mindestens zwei Minuten lang.

Arbeiten Sie im Garten

Natürlich ist dieser Rat nur dann sinnvoll, wenn Sie gerne im Garten arbeiten, denn nur dann können Sie sich auch dabei entspannen. Allerdings ist das sogenannte Gärtnern seit Jahrzehnten Teil einiger Suchtbehandlungsprogramme.

In einer im Jahr 2015 veröffentlichten Studie nahmen Teilnehmer drei Wochen lang an fünf Tagen in der Woche an einer Gartentherapie teil. Es wurde festgestellt, dass der Cortisolspiegel um 12 % niedriger war als in der ersten Woche der Studie. Dadurch lag es auch nahe, dass sich depressive Symptome besserten. Haben Sie keinen Garten, können Sie auch bei einem Waldspaziergang mit Ihren Händen in die Erde greifen oder ein sogenanntes „Waldbaden“ vornehmen. Beim Waldbaden verbinden Sie sich mit Mutter Erde und atmen dabei bewusst ein und aus. Sie atmen die Kraft der Natur ein und geben beim Ausatmen alles an die Erde, was Sie schwer sein lässt und belastet. Sie können sich vorstellen, wie ein Lichtstrom mit Ihrer Last aus Ihren Füßen in die Erde fließt und dort transformiert wird. Lehnen Sie sich auch gerne an einen Baum und nehmen Sie bewusst die Lebenskraft und Energie dieses Baumes wahr. Stellen Sie sich vor, wie diese Kraft auch an Sie übergeht und wie Sie sich tief mit der Erde verwurzeln, in dem Wissen, dass Sie immer getragen sind von Mutter Erde.

Halten Sie sich von sozialen Netzwerken fern

Soziale Netzwerke wie Facebook oder Instagram haben nachweislich einen enormen Einfluss auf die Gesundheit, insbesondere bei vielbeschäftigten Nutzern. Das Surfen in sozialen Medien nimmt nicht nur einen großen Teil des Lebens ein, sondern manche Menschen vergleichen ihr Leben auch mit dem Leben ihrer Online-Kontakte und dem Leben von Influencern. Meistens sind diese Vergleiche sehr negativ behaftet und führen zu enormer Unzufriedenheit. Die Abneigung gegenüber sich selbst und das ständige Online-Sein führt zu Stress und zu einem höheren Cortisolspiegel.

In einer im Jahr 2018 durchgeführten Studie zeigten Forscher bei 138 aktiven Facebook-Nutzern, dass der Stresshormonspiegel bereits nach 5 Tagen ohne Facebook deutlich reduziert war. Wenn Sie sich selbst also etwas Gutes tun möchten, so schränken Sie Ihren Konsum bestmöglich ein. Unter all diesen genannten Tipps schafft Ashwagandha es alleine auf beeindruckende Weise, den Cortisolspiegel zu senken. Die wichtigsten drei Wege sind:

- **Modulation des Hypothalamus-Hypophysen-Nebennierenrinden-Systems (HPA):**

Wie Sie bereits wissen, gehört Ashwagandha zu den Adaptogenen, das heißt, dass es den Körper bei der Anpassung an Stress unterstützt, was wiederum das innere Gleichgewicht herstellt. Die Vermutung liegt nahe, dass Ashwagandha die Aktivität des HPA-Systems reguliert, welches für die Freisetzung von Cortisol verantwortlich ist. Dank dieser Modulation kann Ashwagandha zur Regulierung des Cortisolspiegels beitragen.

- **Oxidativer Stress wird reduziert:**

In weiteren Studien wurden die antioxidativen Eigenschaften von Ashwagandha festgestellt. Das bedeutet für den Körper, dass Ashwagandha dabei hilft, oxidativen Stress zu reduzieren. Oxidativer Stress führt langfristig zu einer erhöhten Cortisolausschüttung, doch durch ebendiese Reduzierung wird mithilfe von Ashwagandha auch der Cortisolspiegel gesenkt.

- **Die Schlafqualität wird verbessert:**

Eine schlechte Schlafqualität kann zu einem erhöhten Cortisolspiegel führen. Ashwagandha verbessert die Schlafqualität, indem es die Schlafarchitektur und die Schlaf-Wach-Zyklen reguliert. Durch die Verbesserung der Schlafqualität trägt Ashwagandha dazu bei, den Cortisolspiegel zu senken.

ASHWAGANDHA ALS NATÜRLICHER ANGSTLÖSER

Ashwagandha wird seit langem für seine angstmindernden und stimmungsaufhellenden Eigenschaften geschätzt. Die ayurvedische Medizin nutzt Ashwagandha, um die Nerven zu stärken und zu beruhigen.

Exkurs: Ayurveda

Ayurveda ist eine jahrtausendealte indische Heiltradition, die eine ganzheitliche Betrachtung des Menschen in den Mittelpunkt stellt. Bei dieser Tradition wird angenommen, dass jeder Mensch eine einzigartige Konstitution hat, die durch drei Doshas, also Körpertypen, beschrieben wird:

- Vata,
- Pitta,
- Kapha.

Diese Doshas bestimmen den körperlichen und geistigen Zustand eines Menschen und beeinflussen seine Gesundheit und sein Wohlbefinden. Damit dieses gesundheitliche Gleichgewicht auch erreicht wird, empfiehlt Ayurveda eine gute Ernährung, regelmäßige Bewegung, Entspannung und Schlafhygiene. Auch der Einsatz von Kräutern, Ölen und Massagen kann die Gesundheit unterstützen.

Ayurveda betrachtet den Menschen als Ganzes, dessen Körper, Geist und Seele eng miteinander verbunden sind. Daher ist es wichtig, auf mentale und emotionale Faktoren zu achten, die sich auf Ihre Gesundheit auswirken können. Laut Ayurveda können Stress, Angst und negative Emotionen das Gleichgewicht der Doshas stören und zu gesundheitlichen Problemen führen.

Ayurveda ist ein ganzheitlicher Ansatz, der sich nicht nur auf die Behandlung von Krankheiten, sondern auch auf das Erreichen einer optimalen Gesundheit konzentriert. Es geht um die Förderung von Prävention, Wohlbefinden und spiritueller Entwicklung.

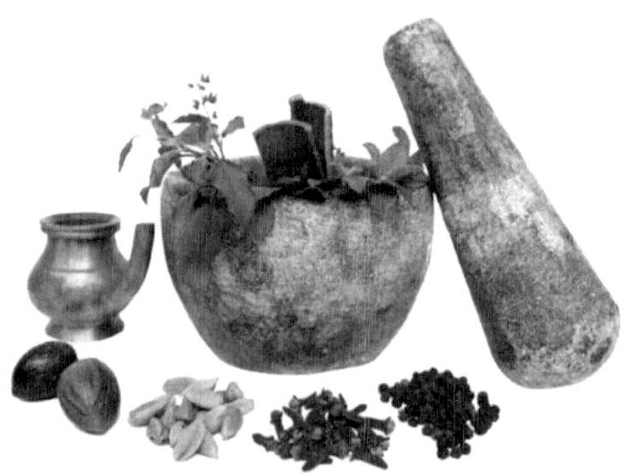

Ashwagandha als Tonikum wird im Ayurveda häufig verwendet, um die körperliche und geistige Leistungsfähigkeit sowie eine ganzheitliche Gesundheit zu verbessern und Stress, Angstzustände, Schlafprobleme und Depressionen zu reduzieren. Die Ashwagandha-Wurzel wird dabei oft zu Tee oder Nahrungsergänzungsmitteln verarbeitet. Es wird auch in Form von Ölen und Cremes auf die Haut aufgetragen, um Schmerzen und Entzündungen zu lindern. Es ist auch eine wichtige Zutat in einigen ayurvedischen Rezepten wie Chyawanprash, einem klassischen ayurvedischen Stärkungsmittel. In Indien wird Ashwagandha auch zur Behandlung gynäkologischer Probleme wie Unfruchtbarkeit und Wechseljahre eingesetzt. Zu guter Letzt, hilft es auch bei Gelenkschmerzen sowie rheumatischen Erkrankungen und verbessert die kardiovaskuläre Gesundheit.

Es gibt modernere Forschungen, die sich mit Ashwagandha in Bezug auf Angststörungen und Depressionen beschäftigen und dabei bereits feststellten, dass die Pflanze bei der Behandlung sehr nützlich sein kann. Dem voraus ging eine Studie aus dem Jahr 2000 mit Patienten, die an einer generalisierten Angststörung litten. Die Ergebnisse machten deutlich, dass ein Ashwagandha-Extrakt die Symptome dieser Angststörung deutlich reduzierte, ohne Nebenwirkungen zu verursachen. Zwei Jahre später brachte eine weitere Studie hervor, dass ein Extrakt aus Ashwagandha Ängste und Depressionen deutlich reduzierte.

Ein möglicher Mechanismus, durch den Ashwagandha zur Verringerung von Angstzuständen beitragen kann, ist die Unterstützung des GABA-Systems, wie schon anfangs erwähnt. Ashwagandha erhöht die Aktivität der GABA-Rezeptoren und beruhigt dadurch das Nervensystem und reduziert Angstzustände.

Die Wirkung von Ashwagandha auf Angst und Depressionen

Um Ängste zu reduzieren oder die Symptome einer Depression zu lindern, greifen viele Menschen zu verschreibungspflichtigen Medikamenten, die leider auch nicht frei von Nebenwirkungen sind. Es gibt jedoch natürliche Alternativen und eine davon ist Ashwagandha. Es gibt Untersuchungen, die zeigen, dass es tatsächlich positive Auswirkungen haben kann. Eine im Jahr 2012 durchgeführte klinische Studie ergab, dass Ashwagandha bei Patienten mit generalisierter Angststörung genauso wirksam war wie herkömmliche Antidepressiva.

Was also passiert, wenn Ashwagandha eingenommen wird?

Ashwagandha hilft und funktioniert auch auf viele verschiedene Arten. Für das Nervensystem hat es vor allem eine beruhigende Wirkung, es trägt demnach dazu bei, Stress und Ängste zu beseitigen. Es steigert die Produktion von Serotonin und GABA im Gehirn, bei denen es sich um Neurotransmitter handelt, die an der Stimmung und Entspannung im gesamten System beteiligt sind. Ein weiterer interessanter Aspekt von Ashwagandha ist, dass der Körper sich viel besser an Stress anpassen kann und sich von diesem auch besser erholt. Es kann auch Menschen mit Angstzuständen und Depressionen dabei helfen, sich insgesamt besser zu fühlen und ihre Symptome besser zu bewältigen.

PRAKTISCHE ANWENDUNGEN FÜR DEN UMGANG MIT STRESS UND ANGST

Wenn Sie unter Angstzuständen und Stress leiden und nach einer natürlichen und wirksamen Möglichkeit suchen, Ihre Symptome zu lindern, könnte Ashwagandha die Lösung für Sie sein. Haben Sie sich für die Verwendung von Ashwagandha entschieden, ist es essentiell, dass

Sie für sich ein hochwertiges Mittel wählen. Von Ashwagandha gibt es heutzutage viele verschiedene Formen auf dem Markt, wie

- Kapseln und Pillen,
- Pulver und
- Tees,

und nicht alle sind gleich wirksam. Lesen Sie die Produktbeschreibung sorgfältig durch und suchen Sie nach einem Produkt, das reich an Withanoliden, also den Wirkstoffen von Ashwagandha, ist. Diese sind entweder in Prozent oder Milligramm angegeben. Pro Tagesdosis sollte es sich dabei um 5 % beziehungsweise um 15 bis 30 mg handeln. Mit diesem Wert haben Sie ein gutes Präparat mit ausreichend Wirkstoff.

Sie sollten mit einer niedrigen Dosis beginnen und die Auswirkungen auf den Körper beobachten, bevor Sie die Dosis erhöhen.

Die typische empfohlene Dosis von Ashwagandha-Extrakt beträgt **250/300 bis 500 mg pro Tag** zur Reduzierung von Ängsten und Stress.

Hinweis:
Bitte beachten Sie, dass Ashwagandha auch eine beruhigende Wirkung hat und daher Schläfrigkeit oder Sedierung hervorrufen kann. Vermeiden Sie, Ashwagandha zusammen mit Alkohol oder anderen Beruhigungsmitteln einzunehmen.

Parallel zur Einnahme von Ashwagandha können auch andere Maßnahmen zu einer Stressreduzierung beitragen sowie eine Erleichterung schaffen, besser mit Ängsten und Stress umzugehen. Die folgenden Techniken eignen sich hervorragend dafür und lassen sich gut in den Alltag integrieren.

Praktizieren Sie Selbstliebe

Der erste und wichtigste Schritt ist, sich selbst zu lieben. Denn alles beginnt bei Ihnen selbst und in Ihnen selbst. Man kann sagen, dass dies ein Lebensthema ist, dem man sich ständig widmen darf. Wenn Sie sich selbst lieben, werden Sie immer alles für Ihr Wohlbefinden tun, um sich gut zu fühlen. Sie werden alles daran setzen, Ängste, Blockaden und auch Stress zu lösen, weil Sie wissen, Sie sind es wert. Sie wissen, dass Sie es verdient haben, glücklich zu sein, und dass Ihr Glück und Ihre Leichtigkeit an keine Bedingungen geknüpft sind.

Nur wenn Sie sich selbst lieben, ist es Ihnen möglich, andere zu lieben. Es beginnt immer alles bei Ihnen, aus diesem Grund ist die Selbstliebe auch so wichtig.

Tipps zur Steigerung der Selbstliebe:

- Atmen Sie Selbstliebe ein: Atmen Sie einmal tief ein und stellen Sie sich mit jeder Einatmung vor, dass Ihr Körper von Liebe erfüllt wird. Beim Ausatmen entlassen Sie alles, was nicht mehr dienlich ist.

- Verabreden Sie sich mit sich selbst vor einem Spiegel: Stellen Sie sich einige Minuten vor den Spiegel. Schauen Sie tief in Ihre Augen und sehen Sie Ihre Perfektion. Sagen Sie sich selbst, dass Sie sich selbst lieben und stolz auf sich sind, dass Sie diese Herausforderung so gut gemeistert haben. Gönnen Sie sich eine liebevolle Umarmung.

- Kreieren Sie sich einen Spa-Moment: Genießen Sie ein gemütliches Schaumbad mit beruhigender Musik, Duftkerzen und köstlichem Tee. Wickeln Sie sich nach dem Bad in einen kuscheligen Bademantel und lassen Sie etwa 20 Minuten auf der Couch das wohltuende Bad nachwirken.

- Wenn Sie zu Bett gehen und sich für die Nacht zudecken, stellen Sie sich vor, dass Sie von Liebe umgeben sind und Sie sich damit einhüllen.

- Sagen Sie liebevolle Worte zu sich selbst:

➢ Ich liebe mich.

➢ Ich bin einzigartig und wertvoll.

➢ Ich verdiene das Beste.

➢ Ich bin stolz auf mich, dass ich alle Herausforderungen so toll meistere.

➢ Meine Angst möchte mich nur beschützen, doch ich weiß, dass ich vollkommen sicher und geborgen bin.

➢ Alles, was ich suche, finde ich in Wahrheit in mir drin.

➢ Ich bin so ein toller Mensch, ich bin hilfsbereit, empathisch und liebevoll.

➢ Meine Seele und mein Herz sind rein.

➢ Ich bin ein Geschenk für die Welt.

➢ Die Welt braucht mich und meine Fähigkeiten.

➢ Ich bin ganz und gar vollkommen.

<u>Finden Sie Frieden durch Atemtechniken und Meditation</u>

Wenn Sie beispielsweise einen Spa-Moment für sich schaffen und gemütlich in der Badewanne liegen, können Sie gleichzeitig Atemübungen oder eine Meditation einbauen.

Praktizieren Sie die Wechselatmung, um zur Ruhe zu finden

Die Wechselatmung hilft Ihnen, das innere Gleichgewicht, die Harmonie und das emotionale Gleichgewicht wiederherzustellen. Dadurch können beide Gehirnhälften wieder harmonisiert werden.

So funktioniert diese Atmung:

- Zum Atmen nutzen Sie am besten die rechte Hand sowie Ringfinger und Daumen.
- Verschließen Sie nun mit Ihrem Ringfinger das linke Nasenloch durch leichten Druck, so dass keine Luft mehr durchdringen kann.
- Atmen Sie nun durch Ihr rechtes Nasenloch ein.
- Legen Sie nach dem Einatmen Ihren Daumen auf das rechte Nasenloch, schließen Sie es und bewegen Sie den Ringfinger vom linken Nasenloch weg.
- Atmen Sie nun gleichmäßig aus.

Schritt 1:

Beginnen Sie diese Übung durch dreimal tiefes Einatmen durch die Nase und Ausatmen durch den Mund. Mit Ihrem Ringfinger verschließen Sie dann das linke Nasenloch und atmen ein durch das rechte geöffnete Nasenloch.

Schritt 2:

Verschließen Sie mit Ihrem Daumen nun Ihr rechtes Nasenloch, heben Sie den Ringfinger vom linken Nasenloch an und atmen Sie durch die linke Nase aus.

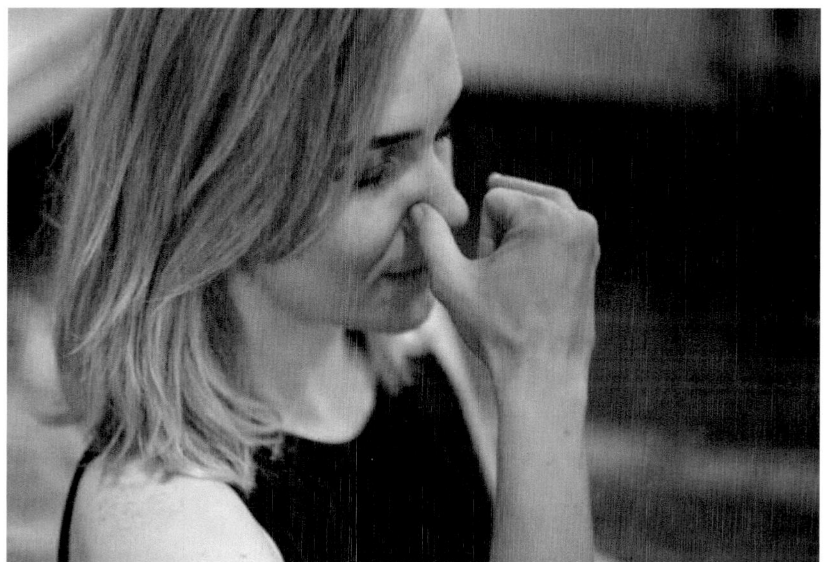

Schritt 3:

Atmen Sie nun durch das linke Nasenloch ein und verschließen Sie es mit dem Ringfinger nach der Einatmung wieder.

Schritt 4:

Atmen Sie nun auf der rechten Seite aus und ein und verschließen Sie dann das rechte Nasenloch mit dem Daumen.

Schritt 5:

Machen Sie diese Übung mindestens 3 bis 5 Minuten lang. Sie können die Wechselatemzeit auch auf 20 bis 30 Minuten verlängern.

Schritt 6:

Beenden Sie die Übung, indem Sie durch das linke Nasenloch ausatmen.

Hinweis:
Das Verhältnis sollte sein: Einatmen – Anhalten – Ausatmen = 4:4:8. Das bedeutet, dass Sie 4 Sekunden lang einatmen, 4 Sekunden lang den Atem anhalten und 8 Sekunden lang ausatmen. Steigern Sie schrittweise auf 4:8:8, dann auf 4:12:8, bis Sie 4:16:8 erreichen.

Wichtig:
Sollten Sie schwanger sein, praktizieren Sie diese Atemtechnik ohne Luftanhalten.

Praktizieren Sie die Feueratmung für tiefe Entspannung

Diese Atemtechnik ist eine besondere Form der Ein- und Ausatmung. Beim Ausatmen wird das Zwerchfell mit starken Stoßbewegungen nach innen gezogen. Dadurch wird unglaubliche Energie im Körper freigesetzt, die Ihnen hilft, sich auf sich selbst einzustimmen und entspannter zu werden.

So funktioniert diese Atmung:

- Für diese Technik suchen Sie sich zunächst einen bequemen Sitz.
- Strecken Sie Ihre Wirbelsäule und öffnen Sie Ihren Brustkorb, indem Sie Ihre Schultern einmal nach hinten rollen.

Schritt 1:

Legen Sie eine Hand auf Ihr Zwerchfell.

Schritt 2:

Atmen Sie zunächst durch Ihre Nase dreimal tief ein und lassen Sie mit der Ausatmung durch den Mund alles los.

Schritt 3:

Schließen Sie Ihre Augen.

Schritt 4:

Atmen Sie nun durch den Mund aus, ziehen Sie dann mit der Einatmung durch Ihre Nase Ihren Bauch ein.

Schritt 5:

Atmen Sie nun einige Sekunden lang so schnell wie möglich durch die Nase ein und aus und drücken Sie das Zwerchfell mit starken Stoßwellen nach innen. Falls Ihre Nase anfängt, zu laufen, ist das nicht weiter schlimm, sondern eine natürliche Reaktion dieser Atmung.

Schritt 6:

Atmen Sie dann zweimal tief ein, atmen Sie wieder aus und beginnen Sie erneut, für einige Sekunden so zu atmen, wie in Schritt 5 beschrieben.

Schritt 7:

Atmen Sie zweimal tief durch und beginnen Sie mit dem letzten Satz.

Wichtig:
Wenden Sie diese Atemtechnik nicht an, wenn Sie schwanger sind, da Sie den Atem nicht anhalten sollten. Auch wenn Sie einen Zwerchfellbruch haben beziehungsweise hatten, ist die Technik nicht zu empfehlen.

Meditationsreise zum inneren Wohlfühlort:

Audiodatei 1

Reisen Sie mit einer Meditation zu Ihrem inneren Wohlfühl- und Heilungsort. Inspiration finden Sie in der folgenden Beispielmeditation. Legen Sie sich während dieser kleinen Reise auf Ihren Rücken. Legen Sie Ihre Arme an den Seiten ab, die Handflächen nach oben gerichtet und Ihre Beine sind schulterbreit auseinander. Atmen Sie nun tief durch die Nase in den Bauch ein und durch den Mund aus. Spüren Sie, wie sich Ihre Bauchdecke mit jeder Einatmung anhebt und mit jeder Ausatmung wieder absenkt. Schaffen Sie Raum und Weite in sich. Wiederholen Sie die tiefe Atmung mehrere Male, bis Sie sich ruhig und im Frieden mit sich selbst fühlen. Wenn Gedanken in Ihrem Kopf auftauchen, schieben Sie sie liebevoll wie Wolken beiseite und konzentrieren Sie sich erneut auf Ihre Atmung. Atmen Sie nun in Ihr Herz, spüren Sie Ihren Herzschlag und wiegen Sie sich in der Sicherheit, dass Sie gehalten werden. Sie sehen nun eine Tür, durch die Sie langsam gehen und eine wunderschöne Wiese betreten.

Dort sehen Sie einen Weg, auf dem Sie sich befinden. Sie schauen sich um und sehen verschiedene bunte Blumen, Baumreihen, deren Blätter sich sanft im Wind wiegen, und Sie gehen immer weiter, bis Sie an eine wunderschöne Blumenwiese gelangen. Schauen Sie sich einmal um. Was können Sie alles sehen? Welche Farben haben die Blumen? Wie riecht es und welche sanften Geräusche können Sie wahrnehmen? Setzen Sie sich nun langsam ins Gras und legen Sie sich dann behutsam nieder. Sie spüren die warme und angenehme Sonne auf Ihrer Haut und das Gras unter Ihren Händen. Sie dürfen jetzt ganz und gar entspannen und den Moment in vollen Zügen genießen. Spüren Sie auch die Erde unter Ihnen, die Sie umarmt und unterstützt. Stellen

Sie sich vor, wie aus Ihrem Körper Lichtwurzeln wachsen, tief in die Erde hinein. Atmen Sie die Lebensenergie von Mutter Erde ein und verbinden Sie sich mit all Ihren Ressourcen. Mit jeder Einatmung nehmen Sie Sicherheit, Stabilität, Gleichgewicht und Stärke in sich auf und geben all das, was Sie blockiert und Ihnen nicht guttut, an Mutter Erde ab. Verweilen Sie für ein paar Atemzüge dort, bevor Sie aufstehen und langsam wieder den Weg, den Sie zuvor gekommen sind, zurückgehen, bis Sie wieder die Tür erreicht haben, die Sie zurück in Ihr Herz führt. Atmen Sie hier tief in Ihr Herz ein und aus und schenken Sie Ihrer inneren Welt ein liebevolles Lächeln. Atmen Sie nun noch einmal tief durch, indem Sie durch die Nase ein- und durch den Mund ausatmen. Öffnen Sie jetzt Ihre Augen und kehren Sie ins Hier und Jetzt zurück.

Bauen Sie Sport und Bewegung in Ihren Alltag ein

Sport reduziert Stress und macht zudem noch glücklich, durch die Freisetzung von Endorphinen. Außerdem wird der präfrontale Cortex im Gehirn, der maßgeblich für innere Gedankenkarusselle verantwortlich ist, ruhiggestellt. Sport bietet eine gute Möglichkeit, sich selbst zu finden. Dabei geht es weniger um extreme Sporteinheiten, denn auch Wandern oder Spazierengehen sind tolle Optionen. Gehen Sie achtsam, Schritt für Schritt, und beobachten Sie dabei Ihre Umgebung, die Geräusche und Gerüche der Natur. Das Gleiche können Sie auch beim Joggen tun. Nutzen Sie jede Gelegenheit, sich zu bewegen, sei es zum Bäcker, zur Arbeit oder zum Arzttermin. Wenn möglich, fahren Sie Fahrrad oder gehen Sie zu Fuß. Sie werden schnell erkennen, wie sich Bewegung positiv auf Körper und Geist auswirkt.

Autogenes Training

Autogenes Training nutzt eine Form der Selbsthypnose, um einen Zustand der Ruhe und Entspannung zu erreichen. Sie geben in Ihrem

Kopf ein Signal wie „Ich entspanne mich jetzt“ oder „Ich bin innerlich voller Ruhe“. Diese Suggestionen werden sich nach und nach in Ihrem Körper und Ihrem Geist manifestieren und Ihnen ein Gefühl von Gelassenheit vermitteln.

So funktioniert das autogene Training:

- Konzentrieren Sie sich auf einen ganz bestimmten Körperteil, wie etwa Ihre linke Hand, und entspannen Sie diesen gezielt.
- Spüren Sie gleichzeitig, wie Ihre Hand schwer wird, und verstärken Sie dieses Gefühl, indem Sie sagen: „Meine Hand ist ganz schwer und entspannt.“ So können Sie jeden Körperteil nacheinander durchgehen.

Gamut-Point-Technik

Diese Technik hilft Ihnen dabei, Emotionen, welche Sie im Moment überwältigen oder mit denen Sie nicht umzugehen wissen, erst einmal zu neutralisieren und die emotionale Spannung und Ladung rauszunehmen. Sie hilft Ihnen dabei, Ihre beiden Gehirnhälften und Ihr Herz wieder miteinander zu harmonisieren und zu synchronisieren. Welches Gefühl macht Sie gerade wütend, triggert oder verängstigt Sie?

Führen Sie die nachfolgenden Schritte aus:

- Klopfen Sie den Gamut-Punkt (zwischen dem kleinen Finger und dem Ringfinger) und fokussieren Sie sich dabei ganz auf das Gefühl, welches Sie gerade spüren. Wie stark ist es auf einer Skala von 1 bis 10? Klopfen Sie einfach nur diesen Punkt, während Sie dabei tief atmen.
- Legen Sie dann Ihre Hände auf Ihrem Schoß ab und schließen Sie Ihre Augen.
- Öffnen Sie die Augen dann wieder.

• Schauen Sie einmal nach rechts unten, schauen Sie dann nach links unten.

• Drehen Sie Ihre Augen einmal im Uhrzeigersinn.

• Drehen Sie Ihre Augen einmal gegen den Uhrzeigersinn.

• Summen Sie danach ein Lied, welches Sie mögen.

• Dann zählen Sie von 5 auf 1 runter.

• Summen Sie noch einmal das Lied, schließen Sie noch einmal Ihre Augen und atmen Sie tief ein und aus. Wie intensiv ist dieses Gefühl jetzt noch?

Hinweis:
Das Summen ist für Ihre rechte Gehirnhälfte (die kreative Seite) und das Runterzählen für Ihre linke Gehirnhälfte (die rationale Seite). Durch die Übung und das Bewegen der Augen (die Augen sind mit dem Gehirn verbunden) werden die Gehirnhälften auch wieder miteinander synchronisiert.

Tipp zur Durchführung:
Halten Sie Ihren Kopf bei den Augenbewegungen gerade.

Unterstützung durch Bachblüten

Definition: Bachblüten

Bachblüten sind die Blütenessenzen aus 38 bestimmten Pflanzen, die Dr. Edward Bach im frühen 20. Jahrhundert entdeckt und entwickelt hat. Einige Blüten wilder Pflanzen haben die Fähigkeit, Ihr inneres und äußeres Gleichgewicht aufrechtzuerhalten. Die Essenzen werden aus den Pflanzen gewonnen, indem die Blüten und auch die Pflanzenteile in Quellwasser gelegt und in die Sonne gestellt werden, sodass deren Schwingungen auf das Wasser übertragen wird. Sie können sowohl einzeln als auch in einer Bachblütenmischung gemeinsam wirken. Mit der hohen Schwingung dieser 38 Bach-Essenzen können Disharmonien in Körper, Geist und Seele ausgeglichen werden.

Dank seines weltweiten Erfolgs erfreuen sich die Bachblüten bei Menschen, Tieren und Pflanzen immer größerer Beliebtheit.

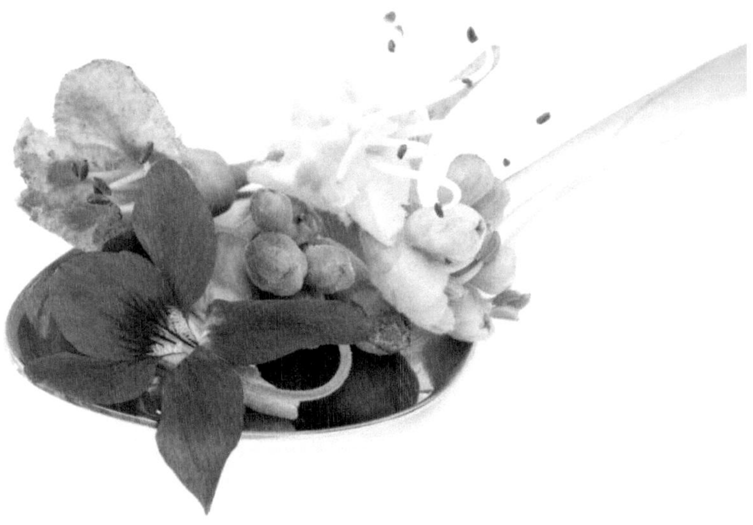

Edward Bach, der Begründer der 38 Bachblüten, unterscheidet sieben Gruppen von Emotionen, denen die Bachblüten zugeordnet werden können. Jede Bachblüten-Gruppe hilft und unterstützt bei einer herrschenden Dysbalance und verbessert das innere Gleichgewicht. Eine Gruppe konzentriert sich dabei besonders auf Angst- und Unruhegefühle.

Angst kann sich auf viele Arten manifestieren. Angstgefühle können von zugrunde liegender Angst bis hin zu akuten Panikattacken reichen. Auch die Ursachen und Auslöser von Angstzuständen können sehr unterschiedlich sein. Bach kennt fünf Essenzen, die bei verschiedenen Angstzuständen helfen:

Bachblüte Nr. 2: Aspen

Auch wenn es keinen ersichtlichen Grund gibt, scheint sich bereits das nächste Unheil anzubahnen. Bei dieser Blütenessenz geht es vor allem um Ängste, die nicht wirklich begründet werden können. Menschen, die von dieser Angst betroffen sind, haben ständig düstere Vermutungen, ohne dass es dafür einen logischen Grund gibt. Es handelt sich um irrationale Ängste, die in ganz bestimmten Situationen oder in Bezug auf bestimmte Personen oder Orte auftreten können.

Diejenigen, die mit solchen Ängsten kämpfen, können nicht erklären, woher ihre ängstlichen Gedanken kommen. Sie werden von irrationalen Ängsten überwältigt und können sich ihnen nicht entziehen.

Wie Aspen hilft:

Aspen sorgt dafür, dass scheinbar gefährliche Gegebenheiten und innere Ängste objektiver betrachtet und besser organisiert werden können. So finden die Anwender zur Ruhe und können durch ihr Leben oder bestimmte Situationen viel gelassener gehen.

Bachblüte Nr. 2: Cherry Plum

Die Emotionen kochen hoch, wie in einem Vulkan, der jederzeit ausbrechen könnte. Menschen, für die Cherry Plum richtig ist, leben immer in der Angst, die Kontrolle über ihre Gefühle zu verlieren. Sie schieben alle explosiven Gedanken beiseite, um emotionale Ausbrüche zu verhindern.

Die betroffene Person wird den eigenen Erwartungen oft nicht gerecht. Dies kann mit sozialen Stereotypen, sexuellen Fantasien oder gewalttätigen Vorstellungen zusammenhängen. Viele Menschen glauben, dass sie oder ihre Gefühle falschliegen, und wollen diese Gedanken unterdrücken. Die Bewältigung des internen Chaos ist äußerst schwierig und energieintensiv. Daher haben diese Charaktere ständig Angst, die Beherrschung zu verlieren oder verrückt zu werden.

Wie Cherry Plum hilft:
Mit Cherry Plum können die eigenen Gedanken akzeptiert, gereinigt und letztendlich kontrolliert werden. Innere Ruhe und Stille treten in die Gefühlswelt ein.

Bachblüte Nr. 20: Mimulus

Der Alltag wird bestimmt von der Angst vor unerwünschten Situationen. In diesem Zustand hat die Person Angst vor bestimmten Ereignissen wie Einsamkeit, Dunkelheit, Spinnen, Menschenansammlungen oder unbekannten Situationen. Auch Versagensängste können eine Rolle spielen. Sie kann jederzeit die Ursache ihrer Angst identifizieren.

Die betroffene Person wirkt schüchtern und manchmal ängstlich. Angst kann sich als leichtes Unbehagen äußern, aber auch Aspekte einer scheinbar unbesiegbaren Phobie annehmen. Oftmals ist die Angst so groß vor bestimmten Ereignissen oder Vorkommnissen, dass bestimmte Situationen aktiv gemieden werden.

Wie Mimulus hilft:
Durch die Unterstützung von Mimulus kann sich Frieden ausbreiten und die Unruhe verschwindet. Die Menschen gewinnen neuen Mut und fühlen sich stark und entschlossen.

Bachblüte Nr. 25: Red Chestnut

Sorgen, die man sich um andere macht, werden schnell zum ganz eigenen Problem. Menschen mit dieser Charakterschwäche können sich nur schwer von den Problemen anderer Menschen lösen. Sie fühlen sich anderen so nahe, dass Beziehungen manchmal symbiotisch werden. Menschen dieser Art sind übermäßig um das Wohlergehen ihrer Lieben besorgt und haben ständig Angst, dass ihnen etwas zustößt oder dass es ihnen schlecht geht. Darüber hinaus neigen diese Personen dazu, die Sorgen und Bedürfnisse ihrer Angehörigen so ernst zu nehmen, dass sie tatsächlich Mitleid mit sich selbst haben und den Schmerz anderer Menschen als ihren eigenen empfinden.

Wie Red Chestnut hilft:
Die Red Chestnut kann symbolisch als das Durchtrennen der Nabelschnur betrachtet werden. Die Probleme anderer Menschen werden nicht mehr über die eigenen gestellt und sie können mit gesunder Distanz betrachtet werden.

Bachblüte Nr. 26: Rock Rose

Nach einer Schrecksekunde oder einem Schockmoment scheint die fesselnde Panik den ganzen Körper zu ummanteln. Betroffene geraten aufgrund einer schrecklichen, unerwarteten Nachricht oder eines Notfalls in einen Zustand extremer Angst. Sie können sich kurzfristig nicht von ihrem Schockzustand erholen. Die Panik lähmt den Körper und den Geist.

Wie Rock Rose hilft:
Dank der Rock Rose kommt die Seele wieder zur Ruhe. Betroffene können tief durchatmen und sich wieder besinnen. Sie verstehen, dass sie mit dieser Situation umgehen können, innere Stärke und Frieden breiten sich aus.

Anmerkung:
Sie können auch die sogenannten Rescue-Tropfen verwenden. Diese Bachblütenmischung vereint fünf originale Bachblüten und unterstützt das emotionale Wohlbefinden und die innere Balance. Geben Sie dafür einfach 4 Tropfen in ein Glas Wasser oder direkt auf Ihre Zunge. Dies können Sie viermal täglich wiederholen. In Akutsituationen träufeln Sie 4 Tropfen alle 20 Minuten auf Ihre Zunge. Tatsächlich ist dieses kleine Fläschchen in der Haushaltsapotheke nicht mehr wegzudenken.

Erfahrungsberichte mit Ashwagandha gegen Angst und Stress

Die Erfahrungen mit der Verwendung von Ashwagandha zur Behandlung von Angstzuständen sind äußerst positiv. Besonders überrascht sind viele verschiedene Anwender von der schnellen Wirkung. Bei manchen Menschen beginnt Ashwagandha, bereits nach wenigen Minuten zu wirken, andere berichten von einer beruhigenden Wirkung nach etwa einer bis zwei Stunden. Nachfolgend können Sie einige Erfahrungsberichte von Personen einsehen, die Ashwagandha einnehmen.

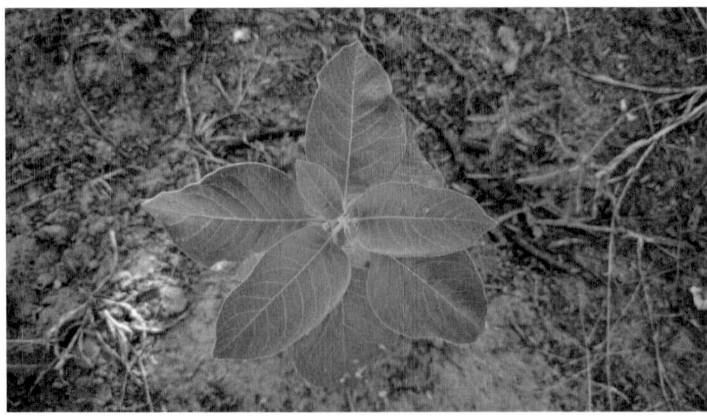

Bericht 1:

„Ich habe Angst, wenn ich schlafen gehe. Ich nehme Ashwagandha zwar nicht täglich, sondern nur, wenn ich Angst habe, doch diese verschwindet sehr schnell nach der Einnahme. Ich habe vor fast einem Jahr aufgehört, alle angstlösenden Medikamente einzunehmen. Ashwagandha hilft mir, nicht mehr auf diese Art Medikamente zurückzugreifen. Und das Beste daran ist, dass ich keinerlei Nebenwirkungen spüre."

Bericht 2:

„Aufgrund meiner Schilddrüse und meiner Hormone bin ich gezwungen, Medikamente einzunehmen. Beide Medikamente machen mich sehr nervös und lösen Angstzustände in mir aus. Durch 1200 mg Ashwagandha-Extrakt, welches ich täglich zu mir nehme, fühle ich mich ruhiger und schlafe zudem besser."

Bericht 3:

„Im Normalfall gerate ich nach Diskussionen sofort in Panik, doch seit ich begonnen habe, Ashwagandha einzunehmen, kann ich weiterhin ruhig atmen und mich auf andere Dinge konzentrieren. Ich bin sehr beeindruckt! Wenn ich eine Panikattacke habe, nehme ich Ashwagandha und es entfaltet seine Wirkung wie das starke Beruhigungsmittel Xanax."

Bericht 4:

„Die Nebenwirkungen verschreibungspflichtiger Medikamente sind sehr schwerwiegend. Aufgrund von Medikamenten wie Lexapro, ein Serotonin-Wiederaufnahmehemmer, hatte ich noch schlimmere Panikattacken, Herzklopfen, Brustschmerzen, Angstzustände, Übelkeit, Kopfschmerzen und verschwommenes Sehen. Ich vertraue nicht einmal mehr dem Arzt, der mir trotz der vielen Nebenwirkungen geraten hat, die Medikamente weiter einzunehmen. Ich werde es nie wieder einnehmen, denn meine Nebenwirkungen waren so stark, dass meine letzte Panikattacke so schlimm war, dass selbst ein Beruhigungsmittel nicht so viel nützte. Ashwagandha hat mich überzeugt und das ganz ohne Nebenwirkungen."

Ashwagandha für besseren Schlaf

Ein guter und erholsamer Schlaf ist wichtig für Ihre Gesundheit und Ihr Wohlbefinden. Im Schlaf regeneriert sich Ihr Körper, das Immunsystem wird gestärkt, das Gedächtnis verbessert sich und der Stoffwechsel wird reguliert. Ebenso ist Schlaf bei der Regulierung von Hormonen wie Cortisol und Melatonin stark beteiligt, die das Stressniveau und den Schlaf-Wach-Rhythmus beeinflussen. Ashwagandha erhöht die Produktion von Melatonin durch seine stressreduzierenden Eigenschaften, denn chronischer Stress kann die Produktion von Melatonin beeinträchtigen und letztlich zu Schlafstörungen führen.

Wie Melatonin im Körper produziert wird

Melatonin wird hauptsächlich in der Zirbeldrüse, genannt Epiphyse, des Gehirns produziert, aber auch in der Netzhaut des Auges und im Darm. Die Melatoninproduktion folgt normalerweise einem zirkadianen Rhythmus, was bedeutet, dass sie durch Licht und Dunkelheit gesteuert wird. Unter zirkadianen Rhythmen versteht man körpereigene Prozesse, die über einen Zeitraum von 24 Stunden ablaufen und sich dann wiederholen. Sie können es als Ihre innere Uhr betrachten, die bestimmt, welche Hormone, wie beispielsweise Insulin und Cortisol, wann ausgeschüttet werden. Hormone, die am zirkadianen Rhythmus beteiligt sind, regulieren das Immunsystem, den Blutdruck, die geistige Aktivität und noch einige mehr. Der wichtigste dieser Zyklen ist der Schlaf-Wach-Rhythmus, der durch die Evolutionsbiologie bestimmt wird und seit mehr als 1.000 Jahren nahezu unverändert ist.

Während die Produktion von Melatonin bei Tageslicht fast eingestellt wird, beginnt die Bildung typischerweise am späten Nachmittag oder frühen Abend, wenn die Dunkelheit einbricht, und erreicht oft nachts um 3 Uhr ihren Höhepunkt. Ein Anstieg des Melatoninspiegels signalisiert dem Körper, dass es Zeit ist, sich auf den Schlaf vorzubereiten.

Der Hauptfaktor, der die Melatoninproduktion beeinflusst, ist, wie bereits erwähnt, die Lichteinwirkung. Erst, wenn es dunkel wird, beginnt die Bildung von Melatonin. Es ist demnach auch so wichtig, auf Fernseher, Tablet und Smartphone zu verzichten. Es gibt weiterhin einige Faktoren, die die Bildung von Melatonin negativ beeinflussen können. Hierzu zählen beispielsweise

- Alter,
- Stress,
- bestimmte Medikamente und
- Schlafstörungen.

Warum ein gesunder Schlaf-Wach-Rhythmus wichtig ist

Ein gesunder Schlaf-Wach-Rhythmus ist grundlegend für Ihr körperliches und geistiges Wohlbefinden. Wenn Sie schlafen, verarbeiten Sie die Reize, die tagsüber auf Ihren Körper einwirken. Ganz gleich, ob es sich um eine Prüfungsvorbereitung, ein wichtiges Projekt bei der Arbeit oder eine intensive Trainingseinheit handelt – Ihr Körper braucht eine Nacht Ruhe, um diese Reize zu verarbeiten.

Im Schlaf erfolgen außerdem viele regenerative Prozesse, etwa die Zellregeneration und das Muskelwachstum. Darüber hinaus finden im Gehirn wichtige Prozesse statt, z. B.:

- **Das Treffen einer Entscheidung:** Während Sie schlafen, verarbeitet Ihr Gehirn Informationen und hilft Ihnen, klare Entscheidungen zu treffen. Es gibt einen Grund, warum man sagt, dass Sie erst noch einmal eine Nacht darüber schlafen sollten, bevor Sie wichtige Entscheidungen treffen.

- **Lernprozesse:** In der Nacht werden Eindrücke und Ereignisse im Langzeitgedächtnis gefestigt und an bestehende Erinnerungen angehängt. Es ist äußerst wichtig für das Lernen und das Gedächtnis. Aber auch motorische Fähigkeiten wie Klavierspielen und Tanzen müssen erst im Schlaf verfestigt werden.

- **Phasen der Kreativität:** Wenn sich Ihr Gehirn in einem unbewussten Ruhezustand befindet, kann es erstaunliche neue Verbindungen herstellen, an die Ihr Gehirn im Wachzustand niemals denken würde.

- **Reinigung des Gehirns:** Wenn Sie schlafen, entfernt Ihr Gehirn giftige Verbindungen aus Zellen, die tagsüber abgestorben sind.

Der Schlaf besteht aus verschiedenen Phasen, die sich in sich wiederholenden Zyklen ändern. Jeder Zyklus dauert etwa 90 bis 120 Minuten und wird nachts mehrmals wiederholt. Es gibt zwei Haupttypen von Schlafstadien:

- Non-REM-Schlaf (NREM) und

- REM-Schlaf.

NREM-Schlaf

- Die Einschlafphase (N1): Dieses Stadium stellt den Übergang vom Wachzustand zum Schlaf dar. Die Muskelaktivität nimmt ab, die Atmung wird langsamer und die Herzfrequenz verlangsamt sich.

- Der leichte Schlaf (N2): Diese Phase macht 50 bis 60 % der gesamten Schlafzeit aus. Die Gehirnaktivität verlangsamt sich immer weiter, die Augenbewegungen hören auf und es treten kurze Mikroereignisse im Gehirn auf.

- Der Tiefschlaf (N3): Dies ist die tiefste Phase des Schlafs, auch Slow-Wave-Schlaf genannt. In dieser Zeit erfährt der Körper die intensivste Regeneration, das Immunsystem wird gestärkt und Wachstumshormone werden ausgeschüttet.

REM-Schlaf

- Der Traumschlaf: Der REM-Schlaf ist durch schnelle Augenbewegungen gekennzeichnet, daher der Name Rapid Eye Movement, kurz REM. In dieser Zeit treten am häufigsten Träume auf und das Gehirn arbeitet sehr aktiv. Allerdings sind die Muskeln weitgehend gelähmt, was Sie daran hindert, Ihre Träume physisch auszuführen.

Der Schlafzyklus beginnt normalerweise mit dem Non-REM-Schlaf und geht allmählich in den REM-Schlaf über. Sie durchlaufen mehrere dieser Zyklen im Laufe der Nacht, wobei die Dauer des REM-Schlafs mit Einbruch der Nacht allmählich zunimmt. Der erste Schlafzyklus umfasst typischerweise weniger Tiefschlaf und mehr REM-Schlaf, während nachfolgende Zyklen tieferen Schlaf beinhalten.

Gesunder Schlaf erfordert eine ausgewogene Verteilung aller Schlafphasen. Eine Störung dieses Zyklus kann zu Schlafstörungen wie Einschlafschwierigkeiten, häufigem Aufwachen in der Nacht oder einem Mangel an Tiefschlaf und REM-Schlaf führen. Um eine optimale

Verteilung der Schlafphasen und einen guten Schlaf zu gewährleisten, ist es wichtig, regelmäßige Schlafgewohnheiten und gute Schlafbedingungen beizubehalten. Doch leider haben mittlerweile immer mehr Menschen unter Schlafstörungen zu leiden, deren Ursachen unterschiedlich sein können. Meist haben diese Menschen ein Leben lang damit zu kämpfen.

- Stress,
- Angstzustände,
- Depressionen,
- ein ungesunder Lebensstil wie zu viel Koffein oder Alkohol,
- unregelmäßige Schlafgewohnheiten,
- schlechte Schlafqualität oder
- bestimmte Erkrankungen

können zu Schlafstörungen führen. Dies äußert sich in Einschlafproblemen, häufigem Aufwachen in der Nacht oder frühem Aufwachen am Morgen. Schlafstörungen führen nicht nur zu Müdigkeit und Erschöpfung, sondern können sich auch langfristig auf Ihre physische und psychische Gesundheit auswirken. Chronischer Schlafmangel kann das Risiko für Herzerkrankungen, Diabetes, Fettleibigkeit und psychische Erkrankungen erhöhen. Daher ist es wichtig, Maßnahmen zu ergreifen, um einen gesunden und erholsamen Schlaf zu gewährleisten.

Wenn Sie Probleme beim Ein- oder Durchschlafen haben, kann Ashwagandha eine natürliche Lösung sein, die Ihnen hilft, sich zu entspannen und Ihre Schlafqualität zu verbessern, denn Ashwagandha wird schon seit Jahren als natürliches Heilmittel zur Verbesserung der Schlafqualität und zur Linderung von Schlafstörungen eingesetzt.

WIE ASHWAGANDHA DEN SCHLAF FÖRDERN KANN

Ashwagandha hat sich als wirksames pflanzliches Heilmittel gegen Schlafstörungen erwiesen. Es wirkt beruhigend auf den Körper und hilft, Stresshormone abzubauen, die oft eine der Hauptursachen für Schlafprobleme sind. Außerdem fördert es die Produktion von Melatonin, dem Hormon, das, wie Sie bereits wissen, für den Schlaf-Wach-Rhythmus verantwortlich ist. Ashwagandha hilft Ihnen, schneller einzuschlafen, und sorgt für einen tieferen, erholsameren Schlaf.

Auch durch die Senkung von Cortisol kann der Körper in einen Zustand von Entspannung versetzt werden, was dazu beiträgt, einen gesunden Schlafrhythmus aufrechtzuerhalten. Da auch chronischer Stress, von dem heutzutage leider viele Menschen betroffen sind, sehr bekannt dafür ist, Schlafstörungen zu begünstigen, baut Ashwagandha diesen Stress ab und fördert zudem einen ruhigen und ausgeglichenen Geist.

Verschiedene klinische Studien konnten belegen, dass Ashwagandha tatsächlich die Schlafqualität verbessern kann. Eine 10-wöchige Studie bewies, dass Menschen, die in diesem Zeitraum Ashwagandha einnahmen, eine deutlich bessere Schlafqualität hatten als diejenigen, die ein Placebo einnahmen. Es gibt weitere klinische Studien, die sich mit den Auswirkungen auf den Schlaf-Wach-Rhythmus befassten und aufzeigten, dass Ashwagandha nicht nur bei Schlaflosigkeit hilft, sondern auch die Qualität verbessert sowie die Schlafzeit verkürzt.

All die Ursachen, die eine Schlafstörung begünstigen, können mithilfe von Ashwagandha beseitigt werden. Der erste Schritt ist dabei definitiv die Linderung von Angst und Stress sowie die bessere Anpassung daran durch die adaptogenen Eigenschaften. Sind diese Ursachen aufgelöst, nimmt es unweigerlich einen positiven Effekt auf die Qualität des Schlafes. Wenn dann auch das schlaffördernde Hormon Melatonin durch Ashwagandha gesteigert wird und nicht zuletzt noch eine beruhigende Wirkung eintritt, ist die Basis für einen erholsamen Schlaf und eine schnellere sowie leichtere Einschlafphase geschaffen.

DIE ROLLE VON ASHWAGANDHA BEI SCHLAFSTÖRUNGEN

Ashwagandha kann bei der Behandlung von Schlafstörungen, insbesondere von solchen im Zusammenhang mit Stress und Angstzuständen, eine große Rolle spielen. Es gibt einige wissenschaftliche Beweise dafür, dass Ashwagandha einen positiven Einfluss auf den Schlaf hat. Da Stress und Ängste den Schlaf beeinträchtigen und zu Schwierigkeiten beim Ein- oder Durchschlafen führen, ist Ashwagandha für seine stressreduzierenden Eigenschaften bekannt und hilft dabei, das Stressniveau zu reduzieren. Durch die Reduzierung von Stress beruhigt Ashwagandha den Geist und schafft eine entspannende Schlafatmosphäre. Ebenso durch die Verringerung von Angstzuständen ist Ashwagandha überaus hilfreich. Durch Angst wird Ihr Geist überaktiv und lässt sich nicht mehr beruhigen, was Ashwagandha jedoch schafft. Es kann damit hervorragend als Schlafhygieneergänzung zur Verbesserung des Schlafes eingesetzt werden. Unter Schlafhygiene werden eine Reihe von Regeln und Gewohnheiten, die einen erholsamen und vor allem auch gesunden Schlaf fördern können, verstanden. Dazu gehören beispielsweise

- regelmäßige Schlafenszeiten,
- eine ruhige und angenehme Schlafumgebung,
- die Einschränkung von Koffein und Alkohol vor dem Schlafengehen sowie
- die Vermeidung von LED-Lichtern im Sinne von Smartphone und Fernseher vor dem Zubettgehen.

Bei der Behandlung von Schlafstörungen ist es möglich, dass Ashwagandha allein nicht ausreicht. Ein umfassender Ansatz zur Schlafhygiene ist oft am effektivsten. Das bedeutet, dass über die Einnahme von Ashwagandha hinaus noch weitere Aspekte der Schlafhygiene berücksichtigt werden müssen. Welche das sind, erfahren Sie im nächsten Unterkapitel.

Erfahrungsberichte mit Ashwagandha gegen Angst und Stress

Viele Menschen, die Ashwagandha zum Schlafen verwendet haben, berichten von positiven Erfahrungen. Sie stellten eine verbesserte Schlafqualität, eine verbesserte Fähigkeit, durchzuschlafen, und eine allgemeine Verbesserung Ihrer Gesundheit fest. Einige Anwender berichten auch, dass ihre Stimmung sich merklich verbesserte und die Angst sich gleichzeitig minderte.

Nachfolgend erhalten Sie einige Erfahrungsberichte und Fallbeispiele von Menschen, die mit Ashwagandha Ihre Schlafprobleme lindern konnten.

Bericht 1:

„Mit Schlaflosigkeit habe ich bereits seit mehreren Jahren ein Thema. Viele verschiedene Medikamente habe ich ausprobiert, in der Hoffnung, dass diese mir helfen. Leider wurde ich enttäuscht und so begann ich mit der Einnahme von Ashwagandha. Es veränderte mein Leben, denn seitdem kann ich viel besser schlafen, zudem wache ich morgens auf und fühle mich direkt fit und ausgeruht. Es beruhigt meinen Geist und hilft mir, Stress abzubauen."

Bericht 2:

„Es gab eine Zeit, da hatte ich chronische Schlafprobleme und begab mich auf die Suche nach natürlichen Lösungen. Ich stieß auf Ashwagandha und beschloss, es auszuprobieren. Bereits nach wenigen Wochen bemerkte ich eine deutliche Verbesserung meiner Schlafqualität. Ich konnte abends, sobald ich im Bett lag, viel schneller einschlafen und wachte nachts dafür seltener auf. Ashwagandha hat mir geholfen, meine Schlafqualität zu verbessern."

Bericht 3:

„Leider konnte ich bisher nicht festmachen, woran es liegt, dass ich nicht wirklich gut schlafe und meine Nächte daher oft unruhig sind. Ein Freund hat mir Ashwagandha als natürliche Alternative empfohlen. Ich fing an, es regelmäßig einzunehmen, und nach einer Weile bemerkte ich Veränderungen. Mein Schlaf wurde tiefer und friedlicher. Ich bin sehr dankbar für diese pflanzliche Unterstützung."

Bericht 4:

„Aufgrund von viel Stress und Unruhe am Tag habe ich Probleme, abends zur Ruhe zu kommen, und schlafe daher nicht gut. Ich wollte auf jeden Fall einen ganzheitlichen Ansatz finden und machte mich im Internet schlau. Dort stieß ich nach kurzer Suche auf Ashwagandha, das ich nun täglich als Kapseln einnehme. Es hat definitiv dazu beigetragen, meinen Schlaf zu verbessern. Ich fühle mich jetzt ausgeruhter und habe den ganzen Tag über mehr Energie. Ashwagandha ist zu einem integralen Bestandteil meiner täglichen Routine geworden."

TIPPS UND TRICKS ZUR VERBESSERUNG DER SCHLAFQUALITÄT MIT ASHWAGANDHA

Um von den schlaffördernden Eigenschaften von Ashwagandha zu profitieren, sollten Sie es etwa 30 Minuten bis eine Stunde vor dem Schlafengehen einnehmen. Die übliche empfohlene Dosis für Erwachsene beträgt 300 bis 500 mg. Bei stärkeren Schlafstörungen kann die Dosis auf 600 mg erhöht werden, dies sollte jedoch nur unter ärztlicher Aufsicht erfolgen.

Damit sich Ihr Körper besser an die Wirkstoffe gewöhnen kann und Sie dadurch außerdem sicherstellen, es gut zu vertragen, nehmen Sie Ashwagandha zunächst mit einer niedrigeren Dosis ein und erhöhen diese schrittweise. Um einen langfristigen Nutzen zu erzielen, sollte Ashwagandha mehrere Wochen lang eingenommen werden.

Anmerkung:
Kinder unter 12 Jahren sollten von einer Ashwagandha-Einnahme absehen.

Wann Sie Ashwagandha am besten einnehmen

Damit Sie eine beruhigende Wirkung erzielen, ist es ratsam, wenn Sie Ashwagandha etwa 30 bis 60 Minuten vor dem Schlafengehen einnehmen. Achten Sie außerdem darauf, dass Sie es regelmäßig einnehmen und eine Routine damit entwickeln. Nur so erzielen Sie die besten Ergebnisse. Welche Form von Ashwagandha Sie einnehmen, bleibt dabei ganz Ihnen überlassen. Ob Sie lieber Kapseln schlucken oder es als beruhigenden Tee als kleines Abendritual einnehmen, dürfen Sie entscheiden. Mehr zu den verschiedenen Präparaten, erfahren Sie im Unterkapitel „Die besten Ashwagandha-Produkte auf dem Markt“.

Hinweis:
Achten Sie dennoch darauf, dass Sie ein qualitativ hochwertiges Präparat einnehmen, mit der bereits beschriebenen Wirkstoffmenge, und, wenn möglich, immer dasselbe nachkaufen, damit Sie die gleichbleibende Wirkstoffmenge gewährleisten.

Fallbeispiele von Menschen, die durch Ashwagandha einen erholsamen Schlaf fanden

Fallbeispiel 1:

Maria leidet seit vielen Jahren an einer Schlafstörung, hat Schwierigkeiten beim Einschlafen und Durchschlafen. Sie begann mit der Einnahme von Ashwagandha-Kapseln und bemerkte bereits nach wenigen Wochen eine deutliche Verbesserung ihres Schlafes. Sie kann schneller einschlafen und wacht nachts seltener auf. Maria sagt, sie fühle sich morgens ausgeruhter und habe den ganzen Tag über mehr Energie.

Fallbeispiel 2:

Thomas hat aufgrund von Stress und Angst Schwierigkeiten beim Schlafen. Er beschloss, Ashwagandha in Pulverform zu extrahieren. Nach einigen Wochen stellte er eine deutliche Verringerung der Angstsymptome und einen verbesserten Schlaf fest. Thomas sagte, er fühle sich ruhiger und könne leichter schlafen, ohne über seine Sorgen nachdenken zu müssen.

Fallbeispiel 3:

Lisa ist durch Ihren Beruf permanent gestresst, es fällt ihr schwer, abends zur Ruhe zu kommen und abzuschalten. Sie begann, vor dem Schlafengehen Ashwagandha-Tee zu trinken. Nach ein paar Wochen bemerkte sie Veränderungen in ihrem Schlafverhalten. Lisa sagte, sie schläft jetzt schneller ein und schläft zudem tiefer. Am Morgen fühlt sie sich ausgeruht und voller Energie.

Fallbeispiel 4:

Lara hat aufgrund hormoneller Veränderungen im Zusammenhang mit den Wechseljahren Schlafstörungen. Sie begann mit der Einnahme von Ashwagandha-Kapseln, um Ihre Schlafqualität zu verbessern. Bereits nach wenigen Wochen bemerkte sie eine deutliche Verbesserung ihrer Schlafqualität. Lara sagte, sie habe weniger Hitzewallungen und schlafe besser. Sie steht nun morgens viel leichter und vor allem energiegeladener auf.

Wenn Sie Ashwagandha zur Behandlung von Schlafproblemen verwenden, ist es wichtig, dass Sie andere gesunde Schlafgewohnheiten praktizieren. Es liegt viel in den eigenen Händen, die Qualität des Schlafs positiv zu beeinflussen. Nachfolgend sehen Sie, was Sie für eine Verbesserung tun können.

• Verdunkeln Sie das Schlafzimmer und sorgen Sie für eine optimale Raumtemperatur zwischen 15 und 18 Grad. Um größtmögliche Ruhe zu gewährleisten, sollten die Schlafzimmer nach Möglichkeit auf der straßenabgewandten Seite liegen.

• Schlafen Sie nach Möglichkeit bei geöffneten Fenstern oder lüften Sie zumindest vor dem Schlafengehen einmal gründlich durch, wenn die Außentemperaturen ein geöffnetes Fenster nicht zulassen beziehungsweise es Ihnen zu kalt wird.

• Vermeiden Sie elektromagnetische Störfelder im Schlafzimmer, insbesondere Mobiltelefone, da diese oxidativen Stress verursachen und die Gehirnaktivität beeinträchtigen können.

• Trinken Sie auch abends keinen Alkohol, da dieser Ihre Schlaffähigkeit in der Nacht beeinträchtigt und Sie daran hindert, in die REM-Phase (Rapid Eye Movement) einzutreten. Der REM-Schlaf gilt als der wichtigste Teil des Nachtschlafs. Der Punkt ist, dass in dieser Phase die Ereignisse des Tages organisiert, verarbeitet und ausgewertet werden müssen. Im Wesentlichen durchlebt das Gehirn die Ereignisse und Emotionen der letzten Tage noch einmal. Warum genau dies geschieht, ist unklar. Untersuchungen haben gezeigt, dass dadurch die Informationsverarbeitung optimiert wird. Durch die visuelle Wiederholung bestimmter Situationen, Wünsche oder Motivationen lernt das Gehirn, Dinge zu kategorisieren und zu bewerten. Nach dieser Simulation bleiben die Motive erhalten. Die gewonnenen Erkenntnisse werden sozusagen auf der Festplatte gespeichert.

- Betätigen Sie sich jeden Tag etwas sportlich im Freien oder lassen Sie den Tag vielleicht mit einem gemütlichen Spaziergang am Abend ausklingen.

- Vermeiden Sie es, eine Stunde vor dem Schlafengehen fernzusehen und Bildschirme anzusehen, da dies wie alle anderen Lichtquellen die Melatoninproduktion hemmt.

- Vermeiden Sie Stress am Abend und versuchen Sie, Ihre Gedanken zu beruhigen, wenn Ihre Nerven schwach sind. Meditation zum Einschlafen, Zubereitungen aus Baldrian und Hopfen können hilfreich sein.

- Wenn Nackenschmerzen und Instabilität Schlafprobleme verursachen, investieren Sie in ein Nackenkissen, um Muskelverspannungen beim Liegen auf dem Rücken zu vermeiden.

Vor allem in der Meditation am Abend wohnt eine unglaubliche Kraft inne, die Sie beruhigt, entspannt und all Ihre negativen Energien und Gedanken transformiert. Nutzen Sie dafür folgende Meditation als Inspiration.

Meditation für innere Ruhe und Entspannung

Audiodatei 2

Legen Sie sich ganz bequem ins Bett und finden Sie eine bequeme Position zum Einschlafen. Kuscheln Sie sich richtig in Ihre Bettdecke ein und stellen Sie sich hier bereits vor, wie Sie sich mit Liebe zudecken. Ihre Augen dürfen Sie nun sanft schließen und mit einer tiefen Einatmung durch die Nase und einer tiefen Ausatmung durch den Mund beginnen. Wiederholen Sie diese tiefe Atmung mehrere Male. Schicken Sie ein liebevolles Lächeln in Ihre innere Welt und Ihr Herz. Stellen Sie sich vor, wie Ihr Lächeln alle Zellen Ihres Körpers berührt, wie sie vor dieser Liebe zu vibrieren beginnen und wie Sie selbst immer mehr Frieden in sich erschaffen. Stellen Sie sich vor, wie Sie sich mit Mutter Erde und dem unendlichen Universum verbinden, indem Sie sich weiß-goldene Lichtsäulen vorstellen, die von Ihrem Körper sowohl nach unten als auch nach oben wachsen. Sie werden jetzt umarmt von Mutter Erde und Vater Himmel. Konzentrieren Sie sich auf Ihr Herz und sehen Sie mit Ihren inneren Augen, wie sich die Tür zu Ihrem Herzen öffnet und Sie dort voller Liebe willkommen geheißen werden, als ob Sie in Ihrem Herzen sein könnten – in dem Raum, in dem es nichts gibt, außer bedingungslose Liebe, Sicherheit, Geborgenheit und Frieden. Spüren Sie, wie Ihr Herz Sie in seinen Armen hält und Ihnen hilft, alles loszulassen, was Ihnen Unbehagen bereitet. Sie können alle Ihre noch bestehenden Zweifel und alle Sorgen abgeben. Stellen Sie sich vor, Sie haben ein Päckchen in der Hand, was Sie Ihrem Herzen übergeben dürfen. Ihr Herz nimmt dieses Päckchen an und verwandelt alles in Licht und Liebe, in Stärke und Zuversicht.

In dieser Sicherheit können Sie sich heute an einen besonders schönen Moment erinnern, für den Sie dankbar sind. Das können größere Dinge sein, es können aber auch sehr kleine Dinge sein. Vielleicht war es eine Anerkennung, eine besondere Begegnung, ein Lächeln einer anderen Person oder vielleicht ein angenehmer Spaziergang in der Natur. Was hat Ihnen heute ein Lächeln ins Gesicht gezaubert? Seien Sie dankbar und lassen Sie diese Dankbarkeit sich ausbreiten. Sagen Sie dann in Gedanken folgende Worte: „Danke für diesen Moment, danke für heute und danke für diesen Tag. Ich darf nun voller Leichtigkeit zur Ruhe kommen und bin dankbar für eine erholsame Nacht mit wunderschönen Träumen. Möge ich immer glücklich sein und mich immer sicher fühlen.“ Spüren Sie, wie sich diese Worte in Ihnen ausbreiten. Richten Sie dann Ihre Aufmerksamkeit wieder auf Ihr Herz und bleiben Sie noch ein wenig in der Energie der Liebe, des Vertrauens und der Zuversicht. Stellen Sie sich bewusst vor, dass Ihr Schlaf erholsam und tief sein wird, wenn Sie gleich einschlafen, und Ihr Körper sich regenerieren kann und Sie morgen frisch und zuversichtlich in den neuen Tag starten. Bedanken Sie sich für den bevorstehenden Tag und seien Sie voller Vertrauen, dass alles so gut ist, wie es jetzt ist.

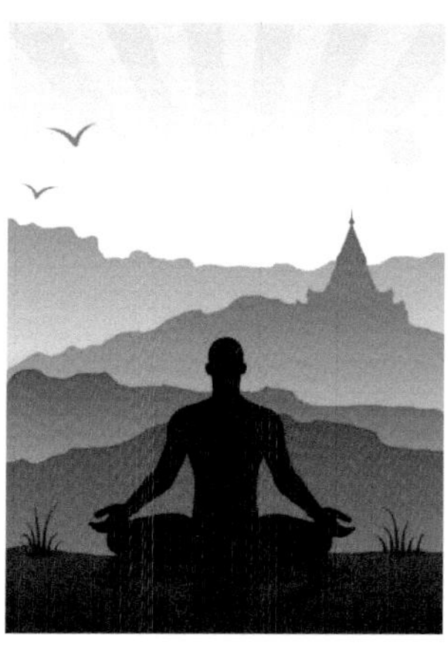

Übungen und Anregungen für eine entspannte und angenehme Nachtruhe

Es gibt unzählige Methoden und Möglichkeiten, sich auf eine Nacht vorzubereiten, um bestmöglich in den Schlaf zu finden. Nachfolgend erhalten Sie die besten Tipps, die Sie anwenden und in Ihre Abendroutine als Tagesabschluss integrieren können.

Abendritual

Bei dieser Übung können Sie Ihren Tag vor dem Schlafengehen Revue passieren lassen. Denken Sie darüber nach, was Sie heute erlebt haben, wie Sie sich heute fühlten, was heute besonders gut gelaufen ist und was Sie morgen besser machen können. Bedienen Sie sich dabei an folgenden Fragen:

- Was ist mein heutiges Erfolgserlebnis, egal, wie klein es auch sein mag?
- Was ist mir heute gut gelungen?
- Worauf bin ich stolz?
- Für welche fünf Dinge bin ich besonders dankbar?
- Wo habe ich mir heute selbst etwas Gutes getan?
- Wem konnte ich heute etwas Gutes tun?

Tipp:
Beenden Sie das Ritual mit einem positiven Gedanken, etwa etwas, das Sie heute gut gemacht haben, oder etwas, das Sie stolz macht, denn negative Gedanken und Grübeleien können sich negativ auf Ihren Schlaf auswirken, da diese Ihre Herzfrequenz erhöhen.

Yoga-Übungen zum Durchschlafen

Diese vier sanften Yoga-Übungen eignen sich sehr gut, um den Geist zu befreien und in die Ruhe zu kommen.

Balasana (Kindshaltung)

- Knien Sie sich auf den Boden, senken Sie dann Ihre Stirn auf den Boden und strecken Sie Ihre Arme nach vorne aus.
- Entspannen Sie Ihren ganzen Körper und atmen Sie einige Male tief ein und aus.

Viparita Karani (Beine an der Wand)

- Legen Sie sich mit dem Hintern an die Wand und strecken Sie die Beine nach oben.
- Atmen Sie ruhig und entspannen Sie sich einige Minuten in dieser Position.

Supta Baddha Konasana (liegender Schmetterling)

- Legen Sie sich auf den Rücken, bringen Sie Ihre Fußsohlen zusammen und senken Sie die Knie seitlich ab.
- Legen Sie Ihre Hände auf Ihren Bauch oder neben Ihren Körper und atmen Sie tief ein und aus.

Savasana (Totenhaltung)

- Diese Übung beginnen Sie ebenfalls wieder in Rückenlage, entspannen Sie Ihren ganzen Körper und schließen Sie die Augen.
- Lassen Sie jeglichen Stress los und konzentrieren Sie sich auf Ihre Atmung.

Progressive Muskelentspannung

Der einfachste Weg, Muskelgruppen zu entspannen, besteht darin, sie zunächst bewusst anzuspannen. Bei der progressiven Muskelentspannung wird die Entspannung von einer Muskelgruppe auf eine andere übertragen, gefolgt von einer allgemeinen Entspannung im gesamten Körper. Dies kann den Blutdruck senken, die Atmung erleichtern und die Herzfrequenz senken.

<u>So funktioniert progressive Muskelentspannung:</u>

Am besten führen Sie diese Übung im Bett aus, so können Sie direkt liegen bleiben, da empfohlen wird, Muskelentspannungsübungen im Liegen oder zumindest auf einem bequemen Stuhl durchzuführen. Dabei wird jede Muskelgruppe einzeln trainiert, angespannt, die Spannung wird dann kurz gehalten und abschließend wird entspannt. Wenn Sie darauf achten, wie sich Ihre Muskeln angespannt und entspannt anfühlen, lernen Sie, zwischen erhöhter und leichter Anspannung zu unterscheiden.

- Beginnen Sie mit Ihrem rechten Arm und spannen Sie ihn an. Halten Sie die Spannung kurz und lassen Sie sie dann wieder los.

- Machen Sie nun dasselbe mit Ihrer linken Hand: anspannen, kurz halten und wieder entspannen.

- Gehen Sie dann zu Ihrem Gesicht und Hals. Spannen Sie beide Partien an, kurz halten und wieder entspannen.

- Dehnen Sie nun Ihren Rücken, halten Sie die Dehnung einen Moment lang und entspannen Sie sich wieder.

- Gehen Sie nun zum Bauch und machen Sie dasselbe.

- Richten Sie nun Ihre Aufmerksamkeit auf Ihr rechtes Bein, drücken Sie es zusammen, halten Sie die Dehnung einen Moment lang und lassen Sie es wieder los.

- Machen Sie dasselbe mit Ihrem linken Bein.

- Spannen Sie beim vorletzten Schritt Ihren rechten Fuß an, halten Sie einen Moment inne und entspannen Sie Ihren Fuß wieder.

- Beenden Sie diese Übung, indem Sie Ihren linken Fuß anspannen, kurz halten und beim Ausatmen entspannen.

Hinweis

Wenn Sie die progressive Muskelentspannung bereits einige Male durchgeführt haben, können Sie im weiteren Verlauf das Gefühl des „Loslassens" visualisieren, dies hilft Ihnen noch einmal mehr, sich zu entspannen.

Bringen Sie Ihren Geist zur Ruhe mit der „Heißen 7" (Schüßler-Salz Nr. 7)

Als Heiße 7 wird eine Lösung des Schüßler-Salzes Nr. 7 (Magnesium phosphoricum D6) gelöst in Wasser bezeichnet. Dieses kleine Wundermittel hilft gegen Nervosität, Schlafstörungen, aber auch bei Krämpfen und Koliken. Nehmen Sie hierfür immer 10 Tabletten des Salzes und lösen Sie diese in abgekochtem, lauwarmem Wasser auf. Für das Umrühren verwenden Sie bitte keinen Löffel aus Metall, sondern aus Plastik oder Holz, da metallische Substanzen die Wirksamkeit homöopathisch zubereiteter Arzneimittel beeinflussen. Trinken Sie die Lösung möglichst warm und in kleinen Schlucken, sodass die Mundschleimhäute die Wirkstoffe aufnehmen können. Die Heiße 7 eignet sich hervorragend als abendliches Ritual, um den Tag in Gelassenheit und Ruhe abzuschließen.

Ashwagandha für erhöhte Resilienz

In einer Welt voller ständigem Stress, Herausforderungen und Unsicherheit suchen viele Menschen nach Möglichkeiten, ihre Widerstandskraft und Widerstandsfähigkeit zu steigern. Ashwagandha wird auch in diesem Zusammenhang immer beliebter, was vor allem an den adaptogenen Eigenschaften liegt, welche in den vorherigen Kapiteln mehrfach erläutert wurden. Durch die bessere Anpassung an Stress erhöht sich in diesem Zuge die Widerstandskraft gegenüber verschiedenen Arten von Stress.

Definition: Resilienz

Unter Resilienz versteht man die Fähigkeit einer Person, Herausforderungen, Stress und Misserfolge zu bewältigen und sich schnell sowie einfacher davon zu erholen. Es geht um Belastbarkeit und darum, trotz widriger Umstände weiterhin gute Leistungen zu erbringen.

In einer Zeit, in der psychische Gesundheit und Wohlbefinden immer wichtiger werden, wird der Aufbau von Resilienz ebenfalls immer wichtiger. Der Zusammenhang zwischen Ashwagandha und Resilienz liegt in den möglichen Auswirkungen der Pflanze auf Körper und

Geist. Viele Studien haben gezeigt, dass Ashwagandha über verschiedene Mechanismen verfügt, die zur Stärkung der Resilienz beitragen können. Der Hauptaspekt ist die Stressreduktion. Durch die Senkung des Cortisolspiegels gibt es keine negative Auswirkung im Körper, was automatisch dazu führt, dass Stress abgebaut wird und dafür die Widerstandsfähigkeit gegenüber Stresssituationen erhöht wird. Natürlich helfen im gleichen Schritt auch die antidepressiven Eigenschaften, was Angst- und Depressionssymptome lindert. Eine bessere Stimmung wiederum kann die Resilienz stärken, da Sie schwierige Situationen besser bewältigen und sich schneller erholen können. Die Resilienz ist dabei wie ein mentales Immunsystem, das Ihnen hilft, Krisen zu überwinden und sogar stärker zu werden.

Insgesamt besteht ein vielversprechender Zusammenhang zwischen Ashwagandha und einer erhöhten Resilienz. Die Ausprägung der Resilienz ist von Person zu Person unterschiedlich und kann zudem trainiert werden.

RESILIENZ UND IHRE BEDEUTUNG FÜR DIE PSYCHISCHE GESUNDHEIT

Resilienz ist eine mentale Stabilität beziehungsweise die psychische Stärke von Geist und Seele. Die Hauptelemente sind Stabilität und Ausgeglichenheit, die es Ihnen ermöglichen, flexibel, überlegt und manchmal auch kreativ auf schwierige Lebensumstände, Krisen oder berufliche Misserfolge zu reagieren und so negative Gefühle wie Hilflosigkeit und Hoffnungslosigkeit zu beseitigen. Mithilfe von Methoden und Techniken kann mentale Resilienz erlernt und geübt werden, um die persönliche Resilienz zu entwickeln.

Ruhig zu bleiben, Distanz zu wahren und Prioritäten zu setzen sind nur einige der mentalen Werkzeuge, die Ihnen helfen können, eine positive Einstellung zu entwickeln und Probleme oder Aufgaben mit Optimismus und Motivation anzugehen.

So wie Bakterien und Viren unser physisches Immunsystem angreifen, wirken sich Stress und Krisen auf unser psychisches Immunsystem aus. Menschen, die mehrere negative Ereignisse erleben, vielleicht sogar im Kindes- und Jugendalter, haben oft größere Schwierigkeiten im Leben. Zu diesem Schluss kam die deutsch-amerikanische Psychologin Emmy Werner, nachdem sie mehrere Jahrzehnte lang eine ganze Gruppe Neugeborener auf einer der Hawaii-Inseln wissenschaftlich beobachtet hatte. Von den fast 700 Kindern, die 1955 hier geboren wurden, wuchs ein Drittel in schwierigen Verhältnissen auf, z. B.:

- Armut,
- Gewalterfahrungen,
- Krankheit oder
- elterliches Alkoholproblem.

Ein interessantes Ergebnis ist jedoch, dass sich ein Drittel dieser Kinder gut entwickelte und sie zu gesunden, aktiven und starken Erwachsenen mit Beruf und guten zwischenmenschlichen Beziehungen heranwuchsen. Die Hauptfrage lautet: Was ist der Unterschied zu Kindern, die einen schwierigen Start haben und negative Ereignisse erleben?

Die Resilienzforschung hat mittlerweile viele sogenannte Schutzfaktoren identifiziert. Diese Schutzfaktoren sorgen dafür, dass Risikofaktoren minimiert werden, und schützen so vor Langzeitstress und Überforderung. Diese Schutzfaktoren werden in acht Bausteine aufgeteilt. Diese können unabhängig voneinander trainiert werden und unterstützen sich gegenseitig. Sie müssen also nicht sofort alles in Ihrem Leben ändern, aber Sie können zunächst erkennen, welche Schutzfaktoren Sie bereits gut entwickelt haben, um diese nutzen zu können.

Setzen Sie sie in Krisenzeiten bewusst ein. Es ist jedoch auch möglich, im Rahmen der Präventionsarbeit gezielte Verbesserungen in bestimmten Aspekten einzuplanen. Bei den acht Bausteinen handelt es sich dabei um folgende:

- Übernahme von Verantwortung
- Akzeptanz
- Zukunftsorientierung
- Lösungsorientierung
- Optimismus
- Netzwerkorientierung
- Selbstwirksamkeit
- Erholung

Es ist wichtig, diese Faktoren zu untersuchen, da resiliente Menschen in schwierigen Situationen und in verschiedenen Lebensabschnitten weniger empfindlich auf Stress reagieren und schneller handeln. Sie übernehmen Verantwortung für sich selbst, ihre Bedürfnisse und ihre Zukunft.

Selbst wenn es zu Misserfolgen kommt, ergreifen sie dennoch Chancen, um Krisen besser zu meistern und gestärkt aus ihnen hervorzugehen. Einer der wichtigsten Faktoren ist die Übernahme von Verantwortung. Die besten Übungen und Ratschläge nützen nichts, wenn Sie nicht bedenken, dass Sie Ihr Leben selbst gestalten können und auch sollen. Verantwortung zu übernehmen, ist sehr kraftvoll. Ohne sie neigt man dazu, sich selbst als Opfer von Krisen und Problemen zu sehen, gibt also Macht und Verantwortung ab, demütigt sich und hofft so weit wie möglich, dass sich die Dinge entsprechend ändern. Allerdings sind Sie dann weit davon entfernt, positive Maßnahmen zu ergreifen und aktiv zu werden. Und die Aktion beginnt zuallererst in Ihrem Kopf, dadurch, dass Sie sich trauen, die Dinge anders zu betrachten und über etwas ganz anders nachzudenken. Auch dann tun Sie etwas für sich selbst und für mögliche Lösungen.

Wenn Sie sich die aufgezählten Bausteine der Resilienz ansehen, werden Sie vielleicht verstehen, warum Resilienz und Achtsamkeit so eng miteinander verbunden sind. Wenn Sie Ihre Probleme, Ursachen und Lösungen bewusst und konstruktiv angehen, werden Sie sich automatisch resilient verhalten. Und wenn Sie belastbar sind, gehen Sie die Dinge im Leben an, anstatt sie zu verdrängen oder sich einfach nur als Opfer zu fühlen. Dann hören Sie auf sich selbst und übernehmen wieder Verantwortung. Es ist also ein Kreislauf. Regelmäßige Achtsamkeitsübungen stärken das psychische Immunsystem. Um Ihre Widerstandsfähigkeit zu stärken, stehen Ihnen verschiedene Achtsamkeitsmethoden und -techniken zur Verfügung, welche Ihnen in diesem Kapitel noch vorgestellt werden.

Wichtig ist auch der letzte Baustein der Resilienz: die Erholung, denn gerade in stressigen Zeiten, wenn Sie eine Krise durchmachen oder einen Schicksalsschlag erleiden, ist es äußerst wichtig, sich Momente der Entspannung zu gönnen. So wie Sie Ihr Mobiltelefon ständig aufladen, ist es bedeutsam, auch Ihre inneren Akkus aufzuladen. Nur wenn die tägliche Regeneration von Ihnen ernst genommen wird, können Sie geistig und körperlich stark sein. So schützen Sie Ihre Produktivität und Lebensfreude. Es hilft Ihnen auch, mit sich selbst und Ihren Bedürfnissen in Kontakt zu bleiben und diese zeitnah zu erfüllen.

Achtsamkeitsübungen

Achtsamkeit ist ein Zustand geistiger Gegenwart, in dem eine Person wach ist und den gegenwärtigen Zustand ihrer Umgebung, ihres eigenen Körpers und Geistes, ohne Ablenkung, Reflexion oder Bewertung starker Gedankenströme, Erinnerungen, Fantasien oder Emotionen erlebt. Somit kann Achtsamkeit als eine Form der Aufmerksamkeit verstanden werden, die sich auf einen bestimmten Bewusstseinszustand bezieht. Diese folgenden vier Übungen werden Ihnen helfen, Ihre Achtsamkeit zu stärken und Sie im Hier und Jetzt zu verankern. Probieren Sie es einfach aus und finden Sie heraus, welche am besten zu Ihnen passt. Denken Sie daran, dass Achtsamkeit eine Praxis ist und regelmäßig geübt werden muss, um ihre Vorteile voll auszuschöpfen.

Der Körperscan

Für den Körperscan setzen Sie sich am besten aufrecht auf einen Stuhl, mit beiden Füßen auf dem Boden und den Händen auf Ihren Oberschenkeln. Sie können sich aber auch gerne hinlegen, wenn Sie dies bevorzugen. Schließen Sie zunächst Ihre Augen und atmen Sie einige Male tief durch die Nase ein und durch den Mund wieder aus. Die Atmung lässt Sie entspannen und bei sich ankommen. Lassen Sie Ihren Atem dann wieder in seinen natürlichen Rhythmus kommen. Beginnen Sie nun mit dem Körperscan. Versuchen Sie, sich Ihres Körpers bewusst zu sein, während Sie jetzt sitzen. Versuchen Sie, Ihre Körperempfindungen wahrzunehmen. Wie ist die Oberfläche, auf der Sie sitzen? Ist sie weich oder hart? Warm oder kalt? Wie ist Ihre Körperempfindung? Ist Ihnen kalt oder angenehm warm? Achten Sie darauf, wie Sie sitzen oder liegen und wie Sie sich fühlen, wenn Sie sitzen oder liegen. Passen Sie die Körperhaltung dort an, wo eine gewisse Anspannung oder ein gewisses Unbehagen herrscht. Beobachten Sie die auftretenden Empfindungen. Versuchen Sie, Ihren Körper gerade zu halten, und bewegen Sie Ihre Wirbelsäule leicht in verschiedene Richtungen. Wie fühlen sich diese verschiedenen Positionen an? Gehen Sie auch hier Schritt für Schritt durch verschiedene Körperteile, angefangen am Kopf bis hinunter zu den Fußzehen, und versuchen Sie, eventuell vorhandene Spannungen zu lösen, indem Sie in den entsprechenden Körperbereich atmen. Haben Sie alle Bereiche Ihres Körpers gescannt, schließen Sie diese Übung mit einigen tiefen Atemzügen ab und bringen sich sanft wieder aus dieser Meditation zurück.

Beobachtung des Atems

Setzen Sie sich bequem hin und schließen Sie sanft die Augen. Achten Sie auf Ihre Atmung. Spüren Sie, wie der Atem in Ihren Körper ein- und ausströmt. Beobachten Sie Ihre natürliche Atmung, ohne sie zu kontrollieren oder zu verändern. Sobald Ihre Gedanken abgeschweift sind, richten Sie Ihre Aufmerksamkeit sanft wieder auf Ihre Atmung.

Sensorische Wahrnehmung

Für diese Übung dürfen Sie sich einmal einen Moment Zeit nehmen, um Ihre Sinne bewusst zu nutzen und den Fokus auf Ihre Umgebung zu richten. Achten Sie auf die Geräusche um Sie herum – sei es Vogelgezwitscher oder ein fahrendes Auto. Achten Sie auch auf Gerüche in der Luft und auf Berührungsflächen unter Ihren Händen oder Füßen. Seien Sie einfach präsent und nehmen Sie alles wahr, was Sie mit Ihren Sinnen wahrnehmen können.

Die 5-Finger-Methode

Diese Übung ist toll für Menschen, die noch nicht viel Erfahrung mit Achtsamkeit haben, da sie nur wenige Minuten in Anspruch nimmt und je nach Situation angewendet werden kann. Die 5-Finger-Methode kann verschiedenartig angewendet werden. Bei der ersten Variante konzentrieren Sie sich allein auf Ihre Stärken, vor allem dann, wenn Sie sich in einer Krise befinden oder Selbstzweifel hegen. Jeder Ihrer Finger steht für eine Frage, die Sie sich nun stellen. Finden Sie positive Antworten auf jede Frage:

Daumen: Was ist für Sie Ihre wichtigste Stärke?
Zeigefinger: Was genau gefällt Ihnen an der Natur?
Mittelfinger: Wem möchten Sie gerade eine Freude machen?
Ringfinger: Wen mögen Sie besonders und warum?
Kleiner Finger: Wofür sind Sie in Ihrem Leben gerade dankbar?

Tipp:
Schreiben Sie Ihre Fragen auf ein Blatt, damit Sie sie immer bei sich haben. Die Antworten werden Ihnen helfen, sich auf die guten Dinge im Leben zu konzentrieren.

Die zweite Variante eignet sich vor allem dann, wenn Sie von der Arbeit nach Hause gekommen sind und nicht so recht wissen, was Sie heute eigentlich alles getan haben. Durch diese Übung blicken Sie voller Achtsamkeit auf Ihren Tag zurück und geben sich durch Ihre, natürlich, positiven Antworten ein gutes Gefühl. Hier stellt der erste Buchstabe jedes Fingers ein Wort dar:

Daumen = dringend:
Was war heute dringend und was war Ihnen besonders wichtig? Handelt es sich bei beiden Antworten um dasselbe? Falls es nicht so ist, stellen Sie sich die Frage, ob das Dringende wirklich wichtig war. So schaffen Sie mehr Platz für die Dinge, die Ihnen wirklich wichtig sind.

Zeigefinger = Ziel:
Was haben Sie getan, um Ihr Ziel zu erreichen? Stimmen Ihre Handlungen mit Ihren Überzeugungen überein?

Mittelfinger = Motivation:
Was war für Sie heute toll? Welche Erfolge hatten Sie? Wie können Sie dieses Gefühl in Zukunft häufiger in Ihren Alltag integrieren?

Ringfinger = Raum: Haben Sie heute genug Freiraum für sich geschaffen?
Hatten Sie Zeit für Ihre eigenen Bedürfnisse, wie beispielsweise für einen schönen Spaziergang?

Kleiner Finger = Körper und Geist:
Wie fühlen Sie sich körperlich und geistig? Wie fühlen Sie sich, wenn Sie auf Ihren heutigen Tag zurückblicken? Finden Sie drei Dinge, für die Sie heute dankbar sind? Wie nehmen Sie gerade Ihren Körper wahr?

ASHWAGANDHA ALS UNTERSTÜTZUNG FÜR DIE EMOTIONALE STÄRKE

Ashwagandha ist die Quelle für mehr emotionale Stärke. In Bezug auf die Resilienz kann es als 80-Tage-Kur angewendet werden. Je nach Präparat liegt die Dosis meistens bei drei Tabletten täglich, welche Sie am besten morgens, mittags und abends mit viel Flüssigkeit einnehmen. Parallel können Sie Ihre Ashwagandha-Kur mit einem sanften Ritual für mehr alltägliche Kraft und Gelassenheit begleiten.

<u>So gehen Sie vor:</u>
Bei jeder Einnahme können Sie sich mit beiden Füßen auf den Boden stellen und einmal tief durch die Nase in Ihren Bauch einatmen. Schicken Sie dann mit der Ausatmung durch den Mund ganz bewusst Ihre Aufmerksamkeit in Ihre Füße. Spüren Sie dann, wie Sie sich erden und eine wohltuende Balance zwischen Kraft und Gelassenheit hergestellt wird.

Die psychische Widerstandsfähigkeit kann, neben Ashwagandha, auch auf viele andere Weisen gesteigert werden. Nutzen Sie dafür die nun beschriebenen Strategien, um Ihre emotionale Stärke zu erhöhen und auch zu festigen.

Kreieren Sie positive Denkmuster

Kultivieren Sie eine positive Einstellung und versuchen Sie, negative Gedankenmuster zu erkennen und umzukehren. Ein ganz besonderes Tool ist hier der Fokus auf die Dinge, für die Sie dankbar sind. Das Gefühl der Dankbarkeit lässt im gleichen Atemzug kein Platz für negative Gefühle, denn die Konzentration ist einzig und alleine auf das Positive gerichtet.

Notfall-Tipp:

Sobald Sie merken, dass Ihre Gedanken eine negative Richtung eingenommen haben, sagen Sie, entweder laut oder in Ihren Gedanken, bestimmend das Wort „STOPP" und suchen sich im nächsten Schritt direkt eine Sache, für die Sie dankbar sind, und wenn es nur die Tasse Kaffee ist, die Sie sich gerade gönnen. Trinken Sie dann einen Schluck und bleiben Sie mit Ihrer Aufmerksamkeit beim Geschmack. Dies können Sie zu jeder Zeit praktizieren und Ihren Fokus immer auf das richten, was Sie gerade tun oder was Sie umgibt.

Regulieren Sie Ihre Emotionen

Lernen Sie, Ihre Emotionen zu erkennen und zu regulieren. Finden Sie gesunde Bewältigungsmechanismen, um mit Stress und negativen Emotionen umzugehen, wie zum Beispiel durch körperliche Aktivität, kreative Ausdrucksformen oder das Sprechen mit einem vertrauenswürdigen Freund oder Therapeuten.

Notfall-Tipp:
Sind Ihre Emotionen gerade wieder voll aufgeladen, stellen Sie sich einen Countdown von einer Minute und rennen Sie, so schnell wie es Ihnen möglich ist, auf der Stelle. Visualisieren Sie, wie mit jedem schnellen Schritt Ihre Emotionen kanalisiert und in den Boden gestampft werden.

Behalten Sie einen optimistischen Blick

Entwickeln Sie eine optimistische Denkweise und betrachten Sie Herausforderungen als Chancen für persönliches Wachstum und Entwicklung. Suchen Sie nach positiven Aspekten in schwierigen Situationen und finden Sie Möglichkeiten, daraus zu lernen. Egal, welche Herausforderung sich Ihnen stellt, es sind immer nur Chancen, sich weiterzuentwickeln. Auch wenn sich Fakten nicht ändern lassen, so haben Sie jedoch immer die Macht, Ihren Blick in die optimistische Richtung zu lenken. Nutzen Sie diese Macht.

Notfall-Tipp:
Stellen Sie sich für einen Moment vor, dass Sie alles erreicht haben, was Sie sich wünschen, und alles bekommen haben. Versetzen Sie sich in Ihr zukünftiges Ich und nehmen Sie die positiven Gefühle wahr, die sich unverzüglich in Ihnen breitmachen. Stellen Sie dann einen Wecker auf 10 Minuten und schreiben Sie alles auf, was Ihnen in dieser Zeit in den Sinn kommt, setzen Sie den Stift dabei nicht ab. Schreiben Sie aus dem Bauch heraus und verbinden Sie sich mit Ihrer Zukunftsvision. Wenn Sie fertig sind, sagen Sie laut: „Alles, was in meinen Gedanken existiert, kann ich auch in der materiellen Welt manifestieren." Machen Sie diese Übung am besten vier Tage hintereinander und Sie kultivieren ein positives inneres Empfinden und auch einen optimistischen Blick.

Sorgen Sie für sich

Sorgen Sie gut für sich selbst, indem Sie auf Ihre körperliche und emotionale Gesundheit achten. Schlafen Sie ausreichend, ernähren Sie sich gesund, bewegen Sie sich regelmäßig und nutzen Sie Stressmanagement-Techniken wie Achtsamkeitsübungen aus dem vorangegangenen Unterkapitel „Resilienz und ihre Bedeutung für die psychische Gesundheit" oder machen Sie ein paar Entspannungsübungen, wie beispielsweise die progressive Muskelentspannung aus Kapitel „Tipps und Tricks zur Verbesserung der Schlafqualität mit Ashwagandha".

Notfall-Tipp:
Stellen Sie sich vor einen Spiegel und fangen Sie einfach an, zu lachen. Lachen Sie weiter, auch wenn es sich merkwürdig anfühlt und Sie sich albern vorkommen. Wenn Sie lachen, geben Sie Ihrem Gehirn das Signal, dass alles in Ordnung ist, und Glückshormone werden ausgeschüttet. Wenn Sie möchten, können Sie sich auch einen Musiktitel anmachen, den Sie mitsingen können. Das Singen schüttet ebenfalls die Glückshormone Dopamin, Serotonin und Endorphin aus, während das Stresshormon Cortisol abgebaut wird.

Pflegen Sie Ihre sozialen Kontakte

Eine starke soziale Unterstützung ist bedeutend für die psychische Widerstandsfähigkeit. Pflegen Sie daher enge Beziehungen zu Familie und Freunden, die Sie auch in schwierigen Zeiten unterstützen. Meistens können diese Menschen auch noch einmal eine ganz andere Sichtweise und Tipps aufzeigen, die Ihnen helfen und Sie wieder zu mehr Stabilität führen.

ASHWAGANDHA ALS HILFE BEI BELASTENDEN LEBENSEREIGNISSEN

Belastende Lebensereignisse können eine große Herausforderung darstellen. Sie können nicht nur zu emotionalen, körperlichen und psychischen Belastungen führen, sondern auch das Selbstwertgefühl beeinträchtigen und das Vertrauen in sich selbst und andere erschüttern. Ähnlich wie bei der emotionalen Stärke unterstützt Ashwagandha auf gleichem Wege bei belastenden Lebensereignissen. Es hilft Ihnen, sich besser an die Situation anzupassen und mehr Gelassenheit wahrzunehmen. Die Dosis liegt auch hier, wie oben beschrieben, meist bei drei Tabletten verteilt auf morgens, mittags und abends. Sollten Sie Probleme haben, Tabletten zu schlucken, können Sie Ashwagandha auch in flüssiger Form erwerben und zu sich nehmen. Machen Sie es sich zum morgendlichen Ritual, zum Start in den Tag oder zum abendlichen Ritual, um zur Ruhe zu finden. Füllen Sie dafür in ein Glas etwa 150 ml 40 Grad warmes Wasser, pressen Sie eine Zitrone hinein und geben Sie die Tagesdosis Ashwagandha hinzu. Diese Mischung gibt Ihnen nicht nur Kraft und Stärke, sondern versorgt Sie zusätzlich noch mit Vitamin C.

Auch verschiedene andere Techniken helfen, wieder mehr Entspannung im Körper zu kreieren, vor allem Atemtechniken und Meditationen. Wenden Sie beispielsweise die Wechselatmung und die Feueratmung aus „Kapitel Praktische Anwendungen für den Umgang mit Stress und Angst“ an oder probieren Sie die folgende Atemtechnik aus.

Die 4-7-8-Atmung

Diese Atemtechnik versetzt Ihren Körper in einen Zustand tiefer Entspannung und hilft Ihnen, schneller einzuschlafen. Panikattacken, Angstzustände und sogar Heißhungerattacken können mit dieser Atmung reduziert werden.

So funktioniert diese Atmung:

- Für diese Technik suchen Sie sich zunächst einen bequemen Sitz.

- Richten Sie sich auf und atmen Sie zunächst einige Male ganz natürlich ein und aus.

- Bei der 4-7-8-Atmung atmen Sie vier Sekunden ein, halten den Atem für sieben Sekunden und lassen Ihren Atem acht Sekunden durch den Mund wieder nach draußen fließen.

Schritt 1:

Platzieren Sie Ihre rechte Hand auf Ihrem Bauch und die linke Hand auf Höhe Ihres Herzens.

Schritt 2:

Schließen Sie dann Ihre Augen.

Schritt 3:

Atmen Sie durch Ihre Nase vier Sekunden aus.

Schritt 4:

Halten Sie den Atem acht Sekunden lang und stellen Sie sich vor, wie alle Zellen mit Sauerstoff versorgt werden.

Schritt 5:

Atmen Sie dann durch den Mund wieder acht Sekunden aus und visualisieren Sie, dass alles Negative und Belastende mit der Ausatmung nach draußen strömt.

Schritt 6:

Wiederholen Sie diese Atmung mindestens 10-mal hintereinander.

Meditation für mehr Entspannung

Suchen Sie sich zunächst einen ruhigen Ort, an dem Sie sich wohlfühlen und Sie für die nächsten Minuten ungestört sind. Setzen Sie sich aufrecht hin, rollen Sie noch einmal Ihre Schultern zurück und schließen Sie dann Ihre Augen. Richten Sie Ihren Fokus auf Ihren Atem. Atmen Sie tief durch die Nase ein und durch den Mund wieder aus. Spüren Sie, wie sich Ihr Körper mit jedem Atemzug immer mehr entspannt. Lassen Sie dann Ihre Atmung im natürlichen Rhythmus fließen und visualisieren Sie nun einen ruhigen Ort in der Natur. Stellen Sie sich vor, dass Sie an einem wunderschönen Strand stehen. Das Meer ist wunderschön ruhig und glänzt in türkisgrünen Farben. Spüren Sie den warmen Sand unter Ihren Füßen und hören Sie das sanfte Rauschen der Wellen. Nehmen Sie wahr, wie die Sonne langsam untergeht und den Himmel in warme, rote und orange Farben taucht. Beobachten Sie die leuchtenden Farben des Sonnenuntergangs und spüren Sie, wie sich eine angenehme Ruhe in Ihnen ausbreitet. Lassen Sie nun alle Gedanken und Sorgen los. Erlauben Sie sich, im Hier und Jetzt zu sein und den Moment vollkommen zu genießen. Spüren Sie die sanfte Brise auf Ihrer Haut und den Duft des Meeres in der Luft. Nehmen Sie sich jetzt einen Moment Zeit und konzentrieren Sie sich auf Ihre Gefühle. Erlauben Sie sich, alle negativen Emotionen loszulassen und stattdessen positive Energien aufzunehmen. Übergeben Sie alles Mutter Erde und füllen Sie sich mit Ihren Ressourcen wieder auf. Fühlen Sie, wie sich Frieden und Gelassenheit in Ihnen ausbreiten und in jedes kleinste Atom fließen. Verweilen Sie noch einen Moment in dieser entspannten Atmosphäre und genießen Sie die Stille und die wunderbaren Gefühle in Ihnen. Sobald Sie sich bereit fühlen, vertiefen Sie wieder Ihre Atmung, öffnen dann langsam Ihre Augen und kehren mit einem Gefühl der Ruhe und Ausgeglichenheit in Ihren Alltag zurück.

ASHWAGANDHA ZUR VERBESSERUNG DER EMOTIONALEN AUSGEGLICHENHEIT

Die emotionale Ausgeglichenheit ist ein Zustand, in dem Sie Ihre Emotionen auf gesunde und angemessene Weise regulieren können. Das bedeutet, dass Sie Ihre Emotionen erkennen, akzeptieren und verarbeiten können, ohne von ihnen überwältigt oder kontrolliert zu werden. Emotionales Gleichgewicht beinhaltet die Fähigkeit, sowohl positive als auch negative Emotionen zu erleben und auszudrücken. Es geht darum, eine Balance zwischen Freude und Trauer, Wut und Frieden, Angst und Zuversicht zu finden. Menschen mit emotionalem Gleichgewicht kommen besser mit Stress und schwierigen Situationen zurecht. Sie können ihre Emotionen angemessen ausdrücken und haben eine gesunde Selbstregulation entwickelt. Sie können ihre Bedürfnisse erkennen und für sich selbst sorgen. Die emotionale Ausgeglichenheit ist ein wichtiges Element der allgemeinen Gesundheit. Es ermöglicht Ihnen, Beziehungen aufzubauen und zu pflegen, Ziele zu erreichen und Herausforderungen zu meistern.

Wenn es um das emotionale Gleichgewicht geht, funktioniert Ashwagandha in seiner Wirkung genauso wie bei der Steigerung der psychischen Widerstandsfähigkeit und dem besseren Umgang mit belastenden Lebensereignissen, denn alle drei Faktoren beeinflussen sich gegenseitig, weswegen Ashwagandha auch bei allen wunderbar angewendet werden kann. Egal, ob Sie es in Tablettenform, als Kapseln, Tonikum oder Tee zu sich nehmen möchten, wichtig ist, dass Sie einen guten Hersteller ausfindig machen und sich an die angegebene Dosierung auf der Verpackung halten.

Die emotionale Ausgeglichenheit ist wichtig, da sie einen positiven Einfluss auf das allgemeine Wohlbefinden hat. Wenn Sie emotional ausgeglichen sind, sind Sie auch besser in der Lage, mit Herausforderungen umzugehen, Beziehungen aufrechtzuerhalten und Entscheidungen zu treffen. Es hilft auch dabei, psychische Probleme wie Angst oder Depressionen zu verhindern oder zu reduzieren. Eine gute emotionale Gesundheit trägt somit zu einem glücklicheren und erfüllteren Leben bei. Aus diesem Grund machen Sie sich die wunderbare Wirkung von Ashwagandha zunutze und profitieren Sie von ihren einzigartigen Eigenschaften.

Als Faustregel, für alle drei Faktoren, gilt im Allgemeinen eine Dosis von zweimal täglich 250 bis 500 mg zu einer Mahlzeit.

Weiterhin gibt es noch Tipps und Strategien parallel zur Einnahme von Ashwagandha, damit Sie Ihre emotionale Ausgeglichenheit verbessern.

Üben Sie sich in Selbstreflexion

Selbstreflexion bedeutet, sorgfältig über etwas nachzudenken. Durch Selbstreflexion gewinnen Sie einen umfassenden Blick auf sich selbst, einschließlich all Ihrer Gedanken, Gefühle und Handlungen. Ein anderes Wort für Selbstreflexion ist Selbsteinschätzung: Sie beobachten und hinterfragen sich selbst aus einer praktischen und kritischen Perspektive. Das Ziel könnte sein, Ihre wahren Bedürfnisse zu entdecken, die richtigen Entscheidungen zu treffen oder Schlussfolgerungen aus früheren Erfahrungen zu ziehen. Selbstreflexion ist ein fortlaufender Prozess, der zur Selbsterkenntnis führen kann.

Durch verschiedene Fragen und Übungen können Sie regelmäßig bewusst über sich selbst nachdenken und dadurch tiefere Erkenntnisse gewinnen. Es ist auch ein wichtiges Element Ihrer inneren Entwicklung und in diesem Zusammenhang eine gute Methode zur persönlichen Entwicklung.

Regelmäßiges Üben der Selbstreflexion kann Ihnen helfen, im Einklang mit Ihren Bedürfnissen zu leben, bessere Entscheidungen zu treffen, Konflikte besser zu lösen und Ihr Selbstvertrauen und Selbstwertgefühl zu stärken. Bei der Selbstreflexion geht es darum, sich die richtigen Fragen zu stellen und sich Zeit zu nehmen, darüber nachzudenken, wie zum Beispiel die folgenden:

- Wer bin ich, wenn ich allein bin?
- Was für ein Mensch möchte ich werden?
- Wer ist für mich die wichtigste Person?
- Was bedeutet Erfolg für mich?
- Warum wache ich jeden Morgen auf?
- Was ist mein größter Wunsch?
- Was genau hindert mich daran, zufrieden zu sein?
- Was kann ich gut und was kann ich nicht?
- Bin ich für andere ein guter Freund?
- Wie finde ich meinen Weg?
- Was sind meine Werte und warum sind sie mir wichtig?
- Wie sehr schätze ich Geld in meinem Leben?
- Wie sehr schätze ich Freundschaft und Liebe in meinem Leben?
- Was ist der schönste Moment in meinem Leben?
- Wenn ich neu anfangen könnte, was würde ich anders machen?

Sorgen Sie für eine gesunde Ernährung

Es mag kaum zu glauben sein, doch die Ernährung hat einen großen Einfluss auf Stress und nimmt bei der Stressbewältigung eine wichtige Rolle ein. In stressigen Zeiten greifen viele Menschen zu Süßigkeiten oder Fast Food und erhöhen ihren Kaffeekonsum. Dies ist jedoch kontraproduktiv, da die Psyche den Darm beeinflusst und der Darm die Psyche beeinflusst. Beispielsweise werden durch den Verzehr von Bananen, Nüssen und grünem Gemüse die im Gehirn ablaufenden Prozesse positiv beeinflusst und das Glückshormon Serotonin und der Botenstoff Dopamin können häufiger produziert werden. Hoher Blutdruck kann auch durch den Verzehr von Lebensmitteln wie Ölen mit ungesättigten Fettsäuren, frischem Obst und Fisch gesenkt werden. Die Nerven profitieren von Vitamin B1, das in Bohnen, Kartoffeln und Fleisch enthalten ist. Halten Sie sich daher an folgende Ernährungstipps:

- Vergewissern Sie sich, dass Sie sich ausgewogen ernähren und viele verschiedene Früchte, Gemüsesorten, Vollkornprodukte, mageres Eiweiß und gesunde Fette auf Ihrem Speiseplan stehen. Diese Lebensmittel versorgen Ihren Körper mit wichtigen Nährstoffen und tragen dazu bei, den Blutzuckerspiegel stabil zu halten.

- Greifen Sie zu Lebensmitteln mit vielen Antioxidantien, denn diese können, wie bereits erwähnt, helfen, oxidativen Stress im Organismus zu minimieren. Beispiele für antioxidantienreiche Lebensmittel sind Beeren, grünes Blattgemüse sowie Nüsse und Samen.

- Versorgen Sie sich mit Omega-3-Fettsäuren, denn die darin enthaltenen entzündungshemmenden Eigenschaften helfen Ihnen dabei, Stresssymptome zu reduzieren. Fisch, Leinsamen, Chiasamen und Walnüsse gehören zu den reichhaltigen Quellen.

• Vermeiden Sie den Konsum von zu viel koffeinhaltigen Getränken. Koffein kann die Ausschüttung von Stresshormonen im Körper steigern und das Nervensystem stimulieren. Daher sollten Sie den Konsum koffeinhaltiger Getränke wie Kaffee, Cola und Energy-Drinks einschränken.

• Schauen Sie jeden Tag, dass Sie genügend trinken. Ausreichend Wasser zu sich zu nehmen, ist wichtig, um den Körper mit Feuchtigkeit zu versorgen und Stresssymptome zu reduzieren. Dehydrierung kann zu Müdigkeit und Reizbarkeit führen, was den Stress erhöhen kann.

Wenn Sie immer noch eine unausgewogene Ernährung haben, so beginnen Sie damit, diese umzustellen.

Schaffen Sie eine innere Ordnung durch äußere Ordnung

Vielleicht kennen Sie das: Wie im Außen, so im Innen. Haben Sie sich schon einmal viel klarer gefühlt, nachdem Sie Ihre Wohnung komplett geputzt und entrümpelt haben? Das Entfernen unnötiger Gegenstände oder das Aufräumen des Wohnraums sorgt für innere Ordnung. Ordnung zu halten und alles an den richtigen Platz zu bringen, hilft auch dabei, Ihre Gedanken zu ordnen. Sie werden all Ihre Fragen viel einfacher beantworten können und Sie werden wieder den Fluss in Ihrem Leben spüren, der Ihnen vielleicht gerade so sehr fehlt. Wenn Sie in Ihrem Kopf und Ihren Gedanken feststecken, fühlt sich Ihr Körper oft wie eingefroren an, doch durch das Aufräumen oder Entrümpeln bringen Sie sich auf jeden Fall in Bewegung und sorgen so indirekt für die Rückkehr der inneren Klarheit. Sie müssen sich wirklich nicht mehr mit unnötigem Gepäck belasten, sowohl im Außen als auch im Innen.

PRAKTISCHE ÜBUNGEN ZUR STEIGERUNG DER RESILIENZ

Wenn Sie Schwierigkeiten haben, mit Stress und Druck im Alltag umzugehen, kann ein Resilienztraining hilfreich sein. Resilienztraining eignet sich für Menschen, die über keine große mentale Belastbarkeit verfügen. Der Grundstein für diese geringe Stabilität wird bereits im Kindesalter gelegt. Menschen, die in der Kindheit Anerkennung, Ermutigung und Unterstützung erfahren, werden resilienter. Doch die mentale Stärke kann zu jeder Zeit gesteigert werden.

Die folgenden Tipps und Übungen helfen Ihnen, Achtsamkeit zu entwickeln, Ihre Stärken und Ressourcen zur Bewältigung von Krisen zu erkennen und eine positive Einstellung zu entwickeln.

Übung 1: Konzentrieren Sie sich auf das, was Sie ändern können

Viele Menschen verbringen viel Energie damit, über Dinge und Situationen nachzudenken, die sie nicht ändern können. Sie erinnern sich an die Vergangenheit und kämpfen mit ihrem Schicksal. Durch die Konzentration auf unveränderliche Umstände handeln Sie nicht, Sie reagieren nur. Wenn Sie also mit Ihrem Fokus bei diesen Dingen bleiben, ändern sie sich dennoch nicht, es führt allerdings zu negativen Gedanken. Anstatt sich auf das zu konzentrieren, was Sie nicht ändern können, konzentrieren Sie sich auf das, was Sie ändern können. Manchmal macht es auch Sinn, um Hilfe zu bitten, um eine realistische und objektive Einschätzung der Situation zu erhalten. Fragen Sie Ihre Kollegen, Freunde und Partner, wie sie Ihre Fähigkeit einschätzen, mit dieser Situation umzugehen. Wenn Sie niemanden haben, den Sie fragen können, versetzen Sie sich in die Lage der anderen Person und fragen Sie sich, wie diese die Situation sehen würde.

Übung 2: Akzeptieren Sie das Unvermeidliche

Dies können spezielle Situationen sein, die Verhaltensweisen anderer Menschen oder Aspekte Ihrer Umgebung, die Sie nicht ändern können, sei es das Wetter, der aufbrausende Kollege oder eine unangenehme Aufgabe. Sich darüber zu beklagen und zu jammern, verbessert die Situation nicht. Suchen Sie stattdessen nach konkreten Vorteilen:

- Welchen Nutzen haben Sie beispielsweise, wenn Sie eine unangenehme Aufgabe übernehmen?

Wenn Sie sich diese Frage beantworten, gehen Sie automatisch gelassener an die Aufgaben heran. Wenn Sie sich zu all Ihren gegenwärtigen Situationen die Frage stellen, welchen Vorteil Sie daraus ziehen können, verbessert es Ihre aktuelle Situation und erleichtert die Akzeptanz.

Übung 3: Schreiben Sie ein Glücks- und Erfolgstagebuch

Führen Sie ein Tagebuch, um interessante und erfolgreiche Ereignisse des Tages aufzuschreiben. Schreiben Sie an jedem Abend drei bis fünf positive Dinge in Ihr Glückstagebuch. Es können Kleinigkeiten wie ein höflicher Kollege oder ein nettes Telefonat sein, aber auch die Fertigstellung eines Projekts. Es gibt hier nichts, was zu groß oder zu klein ist, um aufgeschrieben zu werden. Sollte es Ihnen am Anfang noch schwerfallen, etwas zu finden, so bedienen Sie sich an den Kleinigkeiten, zum Beispiel, dass Sie heute eine gesunde Mahlzeit zu sich genommen haben oder eine Sportsession absolvierten. Sie können auch zusätzlich noch Dinge aufschreiben, für die Sie dankbar sind. Dankbarkeit hat eine sehr hohe Schwingung, aus diesem Grund werden Sie noch viel mehr anziehen, für das Sie dankbar sind. Es ist ein positiver Kreislauf, den Sie dadurch kreieren.

Es ist nicht zwingend notwendig, all das schriftlich festzuhalten. Sie können es auch gedanklich tun, wenn Sie von der Arbeit nach Hause kommen. Jedoch hat das Aufschreiben den Vorteil, dass Sie darin blättern können, um sich in schwierigen Zeiten wieder aufzubauen. Weiterhin hat das geschriebene Wort noch einmal mehr Kraft und besitzt die Fähigkeit, alles Angestaute in Ihnen loszulösen. Falls Sie noch Schwierigkeiten haben, helfen Ihnen eventuell folgende Fragen, die Sie sich stellen können:

- Was ist heute um mich herum passiert?
- Was habe ich gefühlt?
- Was habe ich mit anderen erlebt?
- Wer hat mich glücklich gemacht?
- Was hat mir gefallen?
- Was habe ich heute genießen können?

- Worüber bin ich heute besonders glücklich oder dankbar?
- An welchen lieben Menschen habe ich gedacht?
- Hatte ich irgendwelche besonders unvergesslichen Erinnerungen?
- Habe ich etwas Neues gehört, erlebt oder gelernt?
- Was habe ich für meine Gesundheit heute tun können?

Übung 4: Wandeln Sie hinderliche Überzeugungen um

Überzeugungen sind die grundlegenden Annahmen, die eine Person über sich selbst, ihre Umgebung und die Welt im Allgemeinen trifft. Überzeugungen sind oft allgemeiner und grundlegender Natur, sodass Aussagen wie „Die Welt ist böse" oder „Der Mensch ist grundsätzlich gut" als Überzeugungen gelten können. Die meisten Menschen haben mehr oder weniger bestimmte Überzeugungen, die sie im Alltag mit sich herumtragen und sie entweder hindern oder beflügeln. Überzeugungen sind immer unsere Interpretation der Wahrheit, basierend auf unseren Erfahrungen und Einflüssen.

Eine Person, die betrogen wurde, wird die Welt sicherlich eher als „schlecht" und andere Menschen als „bösartig" ansehen als jemand, der nur positive Erfahrungen mit anderen gemacht hat. Wer denkt, er sei nicht gutaussehend genug, wird aufgrund seiner Erfahrung zu diesem Schluss kommen. Das Erlebnis muss nicht besonders ungewöhnlich sein; in manchen Fällen erinnert sich die Person nicht einmal daran, sie ist aber dennoch daran gewöhnt, und das führt zu einem Glaubenssystem, das in ihr tief verwurzelt ist.

Neugeborene haben noch keine Überzeugungen entwickelt oder verinnerlicht. Sie entwickeln es einfach im Laufe ihres Lebens. Im Laufe der Zeit sammeln Menschen viele unterschiedliche Erfahrungen und das prägt ihr Verständnis von sich selbst und der Welt um sie herum. Überzeugungen, also Glaubenssätze, sind die Essenz vergangener Lebenserfahrungen. Ist eine Überzeugung negativ, scheitern die Menschen oft in ihrer Karriere und ihrem Privatleben, weil ihr Unterbewusstsein sich eine Bestätigung ihrer tief verwurzelten Überzeugungen wünscht. Der Glaube, dass Sie weniger wertvoll sind als andere, ist durch ständig neue negative Erfahrungen in Ihrem Kopf verankert. Generell sollten Sie Ihre Überzeugungen hinterfragen und gegebenenfalls transformieren. Fragen Sie sich also nach alten Überzeugungen:

- Wurde Ihnen als Kind beigebracht, nicht zu weinen und Ihre Wut zu kontrollieren?
- Haben Sie die Überzeugung mitbekommen, dass nur die Starken etwas erreichen?

Die nun nachfolgende 6-Schritte-Methode eignet sich sehr gut, um Ihre inneren Überzeugungen an die Oberfläche zu holen und zu transformieren. Sie sollten diese Übung nicht halbherzig vornehmen, da es sich meist um tief verwurzelte Denk- und Verhaltensmuster handelt. Entscheidungen über Ihr Leben zu treffen, ist eine Macht, derer Sie sich wieder bedienen können.

Glaubenssätze erkennen

Um etwas zu verändern, müssen Sie dem destruktiven Faktor zunächst einen konkreten Namen geben. Denken Sie dabei an verschiedene Lebensbereiche, wie Beruf, Finanzen, aber auch Beziehungen.

Beispiele für negative Glaubenssätze:

- Ich bin nicht gut genug.
- Ich kann das nicht.
- Ich bin nicht schön.

- Ich muss nur Essen anschauen, dann nehme ich sofort zu.
- Ich werde doch eh immer belogen und betrogen.
- Mich liebt niemand.
- Ich habe sowieso keine Kondition für Sport.
- Ich verdiene keinen Respekt.
- Ich verdiene keine Liebe.
- Ich verdiene keine Anerkennung.
- Es ist nie genug Geld da.
- Reichtum und Erfolg kommen nur mit harter Arbeit.
- Streit führt unweigerlich zu Trennungen.

Übung für die Umsetzung in der Praxis:
Nehmen Sie Papier und Stift und schreiben Sie einmal alle negativen Überzeugungen und Glaubenssätze auf, die Ihnen einfallen. Setzen Sie sich dabei nicht unter Druck, manches wird Ihnen auch erst etwas später einfallen.

Wo liegt der Ursprung der Glaubenssätze?

Der zweite Schritt besteht darin, die Ursache zu finden. Wenn Sie wissen, woher Ihre negativen Glaubenssätze kommen, können Sie deren wahren Inhalt und vor allem ihre Richtigkeit überprüfen. Wurde Ihnen damals von einem Lehrer gesagt, dass Weinen nichts bringt und ein Zeichen der Schwäche ist? Haben Sie seitdem nicht mehr geweint und wenn doch, haben Sie sich dann sofort selbst verurteilt? Fragen Sie sich jetzt einmal, wie viel Gewicht Sie den unsensiblen Worten von jemandem beimessen möchten, der seit Jahren nicht mehr Teil Ihres Lebens ist. Wollen Sie wirklich, dass der Schmerz der Vergangenheit Ihre Handlungen nach Jahrzehnten einschränkt? Überzeugungen, die in der Kindheit entstehen, sind oft veraltet. Was hält Sie davon ab, heute genau das Gegenteil zu tun? Egal, welche negativen Überzeugungen Sie haben, machen Sie sich zuallererst bewusst, dass Sie sich selbst die Möglichkeit nehmen, sich persönlich weiterzuentwickeln, wenn Sie aufgrund Ihrer negativen Überzeugungen weiterhin bestimmte Dinge nicht tun oder gewissen Situationen bewusst aus dem Weg gehen.

Übung für die Umsetzung in der Praxis:

Nehmen Sie Ihr Papier mit all den aufgeschriebenen Überzeugungen zur Hand und stellen Sie sich zu jedem Glaubenssatz die folgenden Fragen:

- Wieso empfinde ich diesen Glaubenssatz als wahr?
- Kann ich diesen Glaubenssatz mit einem Beweis belegen?
- Welche Beweise sprechen dagegen?
- Was erhoffe ich mir von der Festhaltung dieser Überzeugung?
- Wie möchte ich stattdessen empfinden?

Transformation der Glaubenssätze

Um nun die negativen Überzeugungen zu transformieren, benötigen Sie wieder Ihr Papier mit den Glaubenssätzen und einen Stift, da es jetzt darum geht, aus dem negativen Satz einen positiven Satz zu formulieren. Die positiven Sätze sollten dabei authentisch für Sie klingen. Das ist besonders wichtig, da diese andernfalls die Wirkung verfehlen.

Übung für die Umsetzung in der Praxis:

Nehmen wir hier das Beispiel, dass Weinen eine Schwäche ist. Wenn Sie nun auf Ihrem Zettel den Satz „Ich darf nicht weinen, denn dann bin ich schwach" stehen haben, könnte es sich für Sie wie Spott anhören, wenn Sie nun den Satz umformulieren in: „Ich bin der stärkste Mensch, wenn ich weine." Formulieren Sie daher solche Sätze vorerst wie folgt um:

- Ich darf weinen, denn Tränen befreien mich und lösen mich von

Emotionen.

- Ich weiß, dass Weinen eine Stärke ist, denn ich bin dadurch mutig genug, meine Gefühle und Emotionen bewusst wahrzunehmen.

Gerade, wenn es Ihnen noch schwerfällt, einen positiven Satz zu bilden, sollten Sie mit der Umformulierung nicht radikal vorgehen, denn auch die Psyche benötigt für eine positive Umstellung entsprechend Zeit. In diesem Fall können Sie sich Schritt für Schritt folgendermaßen steigern:

Ausgangssatz:	Ich darf nicht weinen, denn dann bin ich schwach.
Übergangssatz:	Es ist okay, wenn Tränen fließen, ich darf meine Gefühle zulassen.
Positiver Glaubenssatz:	Weinen ist ein Zeichen der Stärke. Ich darf weinen und bin dennoch stark.

Mit Affirmationen arbeiten

Affirmationen sind selbst bejahende Aussagen, die Sie immer wieder laut oder in Gedanken wiederholen. Dank der ständigen Wiederholung dieser Sätze verfestigen sie sich als Wahrheit im Gedächtnis. Dies wird Ihr Verhalten und Ihre Gefühle auf Dauer zum Besseren verändern. Einfach ausgedrückt ist die Affirmation die erste Stufe der aktiven Überzeugung.

Übung für die Umsetzung in der Praxis:

Bleiben wir bei dem Beispiel, bei dem Sie Weinen als Schwäche sehen. Die folgenden Affirmationen könnten Ihnen in diesem Fall helfen:

- Mit jedem Tag lasse ich meine Gefühle mehr und mehr zu.
- Ich bin eine starke Person, egal, welche Emotionen ich fühle.

- Ich achte jeden Tag mehr auf meine Bedürfnisse und mich.

Tipp:
Schreiben Sie Ihre Affirmationen auf Post-its und kleben Sie diese in Ihrer Wohnung auf, sodass Sie sie jederzeit lesen können. Besonders geeignet ist hier der Spiegel im Badezimmer, so können Sie, direkt nach dem Aufstehen, mit positiven Affirmationen starten und sich für den Tag bestens ausrichten.

Die Gestaltung eines Vision Boards

Vision Boards, also visuelle Plakate, helfen Ihnen dabei, sich die Zukunft vorzustellen und für das Auge sichtbar zu machen, wovon Sie träumen. Das Vision Board wird von Ihnen selbst erstellt und gebastelt, denn es geht dabei allein um Ihre Wünsche und Ziele. Ob Sie für jeden Bereich Ihres Lebens ein eigenes Board entwerfen oder alles auf ein Plakat bringen möchten, ist ganz Ihnen überlassen. Der Schlüssel liegt nicht darin, schnell und ziellos mit dem Gestalten zu beginnen, sondern der Reihe nach vorzugehen:

Übung zur Umsetzung in der Praxis:
Zunächst benötigen Sie ein ausreichend großes Stück farbigen Karton. Teilen Sie Ihre Zukunftsvision in die nachfolgenden zehn Lebensbereiche auf:

- Beruf und Geld
- Freizeit und Hobby
- Familie
- Freundschaft
- Gesundheit
- Liebe und Partnerschaft

- Spiritualität
- Urlaub
- Wachstum und Persönlichkeitsentwicklung
- Wohnumfeld

Nun unterteilen Sie die Ziele, die Sie in verschiedenen Lebensbereichen verfolgen, in Zeitabschnitte. Was möchten Sie in einem Jahr, fünf und zehn Jahren erreichen? Versuchen Sie, Ihre Ziele so klar und realistisch wie möglich zu formulieren.

Haben Sie Ihre Ziele aufgeschrieben, kommt der kreative Teil. Suchen Sie nach Bildern und motivierenden Zitaten, die Ihre Collage bildlich unterstreichen. Die Wissenschaft hat bewiesen, dass Bilder uns emotionaler ansprechen als Worte. Daher müssen Sie nach den richtigen Bildern suchen, die Ihren Traum möglichst genau widerspiegeln. Sie können im Internet nach passenden Bildern suchen oder Zeitschriften durchblättern und alles Passende ausschneiden. Hängen Sie Ihr fertiges Board sichtbar auf, zum Beispiel in Ihrem Schlafzimmer, Wohnzimmer oder Arbeitszimmer.

Übung 5: Schauen Sie auf vergangene Erfolge zurück

Bestimmt wird es immer einmal wieder Situationen geben, in denen Sie sich hilflos fühlen. Schauen Sie dann Ihre bisherigen Erfolge an und rufen Sie sich frühere Situationen wieder in Erinnerung, in denen Sie positive Ergebnisse erzielt haben. Malen Sie dabei auf einem Papier Ihren eigenen Zeitstrahl auf, tragen Sie all Ihre Krisen ein und ebenso, wie Sie sie gemeistert haben. Machen Sie sich bewusst, dass dieses positive Ergebnis allein in Ihrer Verantwortung lag, daher dürfen Sie sich und Ihren Fähigkeiten vertrauen. Versuchen Sie im Rückblick, zu verstehen, was Ihnen damals Kraft und Stärke gebracht hat. Denken Sie bewusst über interne Faktoren wie Ihre Persönlichkeit, Ihr Wissen,

Ihre Überzeugungen, Fähigkeiten und Handlungen und über externe Faktoren wie die Menschen, die Sie unterstützt, oder die Informationen, die Sie erhalten haben, nach. Schreiben Sie alle stärkenden Aspekte auf ein Blatt und fragen Sie sich, warum und wie diese Erfahrungen oder Ereignisse Sie stärker gemacht haben. Möglicherweise haben Sie ein Muster erkannt, ein Geheimnis für Ihren persönlichen Erfolg, das Sie unbewusst genutzt haben. Je klarer Sie dies erkennen, desto schneller und konstruktiver können Sie auf die nächste beziehungsweise aktuelle Krise reagieren. In keiner Situation sind Sie hilflos. Es mag schwierig sein, aber dieses und jedes Mal schaffen Sie es wieder.

Übung 6: Übernehmen Sie Verantwortung für Ihre Gedanken

Emotionen entstehen nicht außerhalb von Ihnen, sondern immer in Ihnen. Niemand auf dieser Welt hat die Macht, negative Gedanken und Gefühle in Sie zu pflanzen. Sie entscheiden zu jedem Zeitpunkt, was Sie zulassen und wie Sie auf bestimmte Dinge reagieren. Die negative Gedankenstruktur zu durchbrechen, ist nicht immer einfach, doch Sie sind nicht Ihre Gedanken und Sie haben immer die Wahl, wie Sie sich fühlen möchten. Ist es beispielsweise draußen nass und kalt und nicht einladend für irgendwelche Aktivitäten im Freien, können Sie sich entweder darüber ärgern oder es als Gelegenheit sehen, etwas zu tun, was Sie bei schönem Wetter im Haus oder Ihrer Wohnung nicht machen möchten, zum Beispiel gemütlich mit einer Tasse Tee auf das Sofa kuscheln und Filme schauen. Die Entscheidung, wie Sie etwas finden, obliegt immer Ihnen. Sie können sich auch beispielsweise folgenden Satz sagen und entsprechend ergänzen:

Ich bin nicht meine Gedanken. Ich kann entscheiden, was ich denken und fühlen möchte, und ich entscheide mich nun bewusst für …

Übung 7: Kümmern Sie sich einmal ausgiebig um sich selbst

Es ist wunderbar, wenn Sie großzügig und freundlich zu anderen sind und Bereitschaft zeigen, ihnen zu helfen. Aber wenn Sie sich in einer Krise befinden, ist es wichtig, jeden Tag auf sich selbst zu achten. Stellen Sie sicher, dass Sie gute Strategien und Methoden haben, um den eigenen Stress zu mildern, und gewöhnen Sie sich an, mindestens einmal am Tag etwas zu tun, das Ihnen Spaß macht.

Machen Sie eine Liste mit Dingen, die Ihnen guttun und Ihnen helfen, sich schnell zu entspannen, und nutzen Sie sie im Notfall sofort:

- Nehmen Sie ein entspannendes Bad.
- Besuchen Sie die Sauna.
- Üben Sie eine bestimmte Sportart aus.
- Kochen oder bestellen Sie sich Ihr Lieblingsessen.
- Hören Sie Ihre Lieblingsmusik oder eine Entspannungsmelodie.
- Lesen Sie ein gutes und interessantes Buch.
- Treffen Sie sich mit Freunden.
- Gönnen Sie sich einen Spa-Tag und lassen Sie sich massieren.
- Machen Sie einen Ausflug oder Kurzurlaub.

Finden Sie so viele tägliche Aktivitäten wie möglich, die Ihnen guttun.

Übung 8: Treffen Sie ausstehende Entscheidungen

Stress kann entstehen, weil Ihre Entscheidungen von den Entscheidungen anderer abhängen. Sie warten, anstatt zu handeln. Probleme, die klein beginnen, können schwerwiegender werden und Ihre Bewegungsfreiheit und Flexibilität zunehmend einschränken. Erstellen Sie eine Liste aller Ihrer bevorstehenden Entscheidungen sowohl beruflich und privat. Gewöhnen Sie sich an, jeden Tag mindestens eine Sache zu tun, Verantwortung zu übernehmen und eigene Entscheidungen zu treffen. Beginnen Sie dabei bei den einfachen Entscheidungen und gehen Sie Schritt für Schritt zu den Komplexeren über.

Übung 9: Lächeln Sie

Optimistische Menschen denken eher über Möglichkeiten nach und entwickeln leichter Lösungen. Dies erhöht die Bereitschaft der Optimisten, Maßnahmen zu ergreifen. Eine Möglichkeit zu mehr Optimismus besteht darin, Ihre positive Einstellung durch die Körpersprache zu aktivieren und zu stärken.

- Lächeln Sie morgens, direkt nachdem Sie aufwachen,
- lächeln Sie, wenn Sie sich im Spiegel betrachten,
- lächeln Sie, wenn Sie das Haus verlassen,
- lächeln Sie, wenn Ihnen einmal ein Missgeschick passiert,
- lächeln Sie – wenn auch nur innerlich –, wenn Menschen merkwürdige Dinge sagen oder tun,
- lächeln Sie fremde Menschen an und
- lächeln Sie, wenn Sie abends im Bett liegen.

Übung 10: Machen Sie sich den magischen Satz zunutze

Die letzte Übung ist ein Zaubersatz, den Sie sich zunutze machen können und der Ihnen dabei hilft, sich selbst zu entdecken und schneller handeln zu können. Es ist ganz einfach. Fragen Sie sich bei jedem Problem oder jeder Krise, womit Sie gerade zu kämpfen haben, folgenden Satz: „Ist es das, was ich will?"

Die Magie dieses Satzes offenbart sich, wenn Sie jedes Wort einzeln nacheinander betonen. Wenn Sie gestresst sind, nicht wissen, was Sie tun sollen, wenn Sie sich in einer Krise befinden oder ein drohendes Problem erkennen, fragen Sie sich mehrmals mit den verschiedenen Wortbetonungen: „Ist es das, was ich will?" Vielleicht haben Sie bereits beim Lesen gespürt, welches Niveau welche jeweilige Betonung ausgelöst hat? Dieser Satz kann ein Ausgangspunkt für das Selbst-Coaching sein.

Seien Sie der Gestalter Ihres Lebens. Resilienz bedeutet, Ja zu sagen, wenn das Leben Nein sagt. Vielleicht möchten Sie in diesem Sinne ein „Ja-Mensch" sein. Kreieren Sie einfach Ihr eigenes Feuerwerk. Treffen Sie Entscheidungen über IHR Leben, trotz oder sogar aufgrund aller negativen Ereignisse, die damit einhergehen. An ihnen können Sie wachsen, es sind lediglich Möglichkeiten. Umarmen Sie wieder Ihr Leben, es meint es nur gut mit Ihnen.

Fallbeispiele von Menschen, die durch Ashwagandha eine Resilienzsteigerung erzielten

Fallbeispiel 1:

Toni hat sich bereits das zweite Mal Ashwagandha bestellt und berichtet über die positiven Auswirkungen. Er war in der Vergangenheit immer sehr schnell unentspannt. Durch Ashwagandha konnte er eine Ausgeglichenheit feststellen und zudem seine Schlafqualität verbessern.

Fallbeispiel 2:

Gerd macht nun zum ersten Mal eine Kur mit Ashwagandha, da er von der positiven Wirkung gegen Unausgeglichenheit hörte. Bereits nach kurzer Zeit fühlte er sich mental stärker, ausgeglichener, belastbarer und besser gestimmt. Er nimmt morgens eine Tablette und für die Nacht zwei Tabletten.

Fallbeispiel 3:

Sarah war aufgrund ihres stressigen Jobs und persönlicher Probleme oft gestresst und überfordert. Sie begann, regelmäßig Ashwagandha einzunehmen, und bemerkte nach einigen Wochen eine deutliche Verbesserung ihrer Stresssymptome. Sie fühlte sich ruhiger, konnte besser mit Herausforderungen umgehen und erholte sich schneller von Rückschlägen.

Fallbeispiel 4:

Mark litt unter Angstzuständen und hatte Schwierigkeiten, mit stressigen Situationen umzugehen. Nachdem er angefangen hatte, Ashwagandha einzunehmen, bemerkte er eine Verringerung seiner Angstsymptome und eine verbesserte Stimmung. Er fühlte sich insgesamt widerstandsfähiger gegenüber Stressoren und konnte besser mit schwierigen Situationen umgehen.

Fallbeispiel 5:

Lisa hatte Schwierigkeiten, sich zu konzentrieren, und ihr Gedächtnis war oft trüb. Nachdem sie Ashwagandha eingenommen hatte, bemerkte sie eine Verbesserung ihrer kognitiven Funktionen. Sie konnte sich besser konzentrieren, Informationen behalten und ihre geistige Leistungsfähigkeit steigern. Dies half ihr, in stressigen Situationen klarer zu denken und ihre Resilienz zu stärken.

Fallbeispiel 6:

Tom war ein Athlet, der sich oft überanstrengte und Schwierigkeiten hatte, sich von intensiven Trainingseinheiten zu erholen. Nachdem er Ashwagandha als Teil seines Erholungsregimes eingenommen hatte, bemerkte er eine schnellere Erholung, weniger Muskelkater und eine verbesserte Leistungsfähigkeit. Dies half ihm, seine körperliche Resilienz zu steigern und besser mit den Anforderungen des Trainings umzugehen.

Ashwagandha und hormonelle Balance

Sowohl für Männer als auch für Frauen ist der hormonelle Ausgleich wichtig für Gesundheit und Wohlbefinden. Hormone sind chemische Botenstoffe, die im Körper produziert werden, um viele Funktionen zu steuern. Sie spielen eine Rolle bei der Regulierung und Koordination verschiedener Prozesse im Körper, darunter Stoffwechsel, Wachstum und Entwicklung, Fortpflanzungsfunktion, Schlaf-Wach-Rhythmus, Stimmung und mehr. Hormone werden von speziellen Drüsen im Körper produziert, die als endokrine Drüsen bezeichnet werden. Die wichtigsten endokrinen Drüsen sind

- die Hypophyse (auch bekannt als Hirnanhangsdrüse),
- die Schilddrüse,
- die Nebennieren,
- die Bauchspeicheldrüse,
- die Eierstöcke bei Frauen und
- die Hoden bei Männern.

Jede dieser Drüsen produziert spezifische Hormone und gibt sie in den Blutkreislauf ab, wo sie zu ihren Zielorganen oder -geweben transportiert werden.

Die Hormone interagieren mit spezifischen Rezeptoren in den Zielzellen oder Geweben und lösen dort bestimmte Reaktionen aus. Diese Reaktionen können das Verhalten von Zellen beeinflussen, wie zum Beispiel ihre Aktivität oder ihr Wachstum. Hormone können auch die Produktion anderer Hormone regulieren oder den Stoffwechsel von Substanzen im Körper steuern.

Die Bedeutung von Hormonen für den Körper kann nicht unterschätzt werden, denn bei der Aufrechterhaltung des Gleichgewichts im Körper spielen sie eine entscheidende Rolle, was als Homöostase bezeichnet wird. Hormone ermöglichen es dem Körper, auf verschiedene interne und externe Reize zu reagieren und seine Funktionen entsprechend anzupassen. Ein Ungleichgewicht oder eine Störung im Hormonsystem kann zu vielen gesundheitlichen Problemen führen. Beispielsweise kann ein Schilddrüsenhormonmangel zu einem langsamen Stoffwechsel und Müdigkeit führen, während ein Überschuss an Schilddrüsenhormonen zu einem erhöhten Stoffwechsel und Gewichtsverlust führen kann. Ein hormonelles Ungleichgewicht kann auch zu Fruchtbarkeitsproblemen, Stimmungsstörungen, Schlafstörungen und anderen Symptomen führen. Es ist wichtig, zu beachten, dass Hormone nicht einzeln wirken, sondern in komplexen Netzwerken zusammenarbeiten. Das endokrine System ist eng mit anderen Körpersystemen wie dem Nervensystem und dem Immunsystem verbunden. Daher ist ein optimaler Hormonhaushalt wichtig für die Gesundheit und das Wohlbefinden des gesamten Körpers.

Insgesamt sind Hormone wichtig für den Körper, da sie viele Funktionen steuern und regulieren. Sie ermöglichen dem Körper, sich an Veränderungen anzupassen und seine Funktionen aufrechtzuerhalten. Daher ist ein gutes hormonelles Gleichgewicht für die Erhaltung eines gesunden Körpers sehr wichtig.

Ashwagandha hat sich als wirksames Mittel zur Aufrechterhaltung des hormonellen Gleichgewichts erwiesen. Der Hormonhaushalt wird durch bioaktive Verbindungen wie Withanolide und Alkaloide positiv beeinflusst. Eine einfache Reduzierung des Stresshormons Cortisol, das zu einem hormonellen Ungleichgewicht führen und verschiedene negative Auswirkungen auf den Körper haben kann, trägt wesentlich zur Wiederherstellung des hormonellen Gleichgewichts bei. Ashwagandha kann die Schilddrüsenhormone regulieren, die eine wesentliche Rolle bei der Regulierung des Stoffwechsels und des Energiehaushalts des Körpers spielen.

Es hilft ebenso bei der Einstellung des Hormonsystems bei Frauen. Es wurde gezeigt, dass es den Östrogenspiegel ausgleichen kann, was besonders während der Wechseljahre von Bedeutung ist. Während dieser Zeit können Frauen mit hormonellen Veränderungen kämpfen, die zu Hitzewallungen, Schlafstörungen und Stimmungsschwankungen führen können. Ashwagandha trägt maßgeblich zur Linderung dieser Symptome bei und verbessert das allgemeine Wohlbefinden.

Es lässt sich sehr treffend zusammenfassen, dass Ashwagandha ein vielversprechendes Mittel ist, wenn es um die Unterstützung des Hormonhaushalts geht, aber auch dabei hilft, verschiedene Symptome zu lindern und die allgemeine Gesundheit zu verbessern.

DER EINFLUSS VON ASHWAGANDHA AUF HORMONE

Ashwagandha hat aufgrund seiner adaptogenen Eigenschaften einen positiven Einfluss auf den Hormonhaushalt. Die Vorteile können besonders deutlich sein, da die Sexualhormone und das Testosteron unterstützt werden. Stress und Überlastung können insbesondere bei Männern den Hormonhaushalt stören und zu einem verminderten Testosteronspiegel führen. Ashwagandha kann helfen, indem es den

Körper beim Umgang mit Stress unterstützt und so den Testosteronspiegel erhöht.

In einer klinischen Studie an Männern zwischen 18 und 50 Jahren, die im American Journal of Men's Health veröffentlicht wurde, wurde festgestellt, dass ein Ashwagandha-Extrakt über 8 Wochen den durchschnittlichen Testosteronspiegel um 17 % im Vergleich zur Placebogruppe erhöhte. Eine andere Studie, die an Frauen im gebärfähigen Alter durchgeführt wurde, ergab, dass die Einnahme von Ashwagandha-Extrakt den Östrogenspiegel erhöhte. Ashwagandha kann auch die Libido und die sexuelle Funktion verbessern. Es ist jedoch wichtig, zu wissen, dass Ashwagandha keinen direkten Einfluss auf den Hormonhaushalt hat und eine regelmäßige Anwendung erforderlich ist, um langfristig positive Effekte zu erzielen.

Ashwagandha als natürlicher Booster für die Libido

Die heutige Zeit ist meist sehr schnelllebig und vor allem auch stressig, was leider maßgeblich dazu beiträgt, dass viele Menschen unter einem geringen sexuellen Verlangen leiden. Es kommt bei beiden Geschlechtern vor und kann viele Ursachen haben, zum Beispiel

- Stress,
- hormonelle Veränderung,
- Testosteronmangel,
- Alterung und
- mangelnde sexuelle Ausdauer.

Darüber hinaus leiden Männer unter einer erektilen Dysfunktion, die insbesondere bei Paaren zu Problemen führen kann.

Bevor Sie jedoch mit der Einnahme von Medikamenten mit Nebenwirkungen wie Viagra beginnen, sollten Sie die Verwendung pflanzlicher Alternativen wie Ashwagandha in Betracht ziehen, denn für diejenigen, die nach natürlichen Wegen zur Steigerung des sexuellen Verlangens suchen, ist Ashwagandha eine wirksame Wahl. Nicht nur die sexuelle Lust nimmt zu, sondern auch die Fruchtbarkeit. Ashwagandha wurde im Kamasutra als Aphrodisiakum verwendet und die moderne Wissenschaft hat diese Wirkung aus vielen Gründen bestätigt. Ashwagandha selbst hat aphrodisierende Eigenschaften und ist Bestandteil vieler Kräutermischungen, die zur Steigerung des Vergnügens empfohlen werden. Dieser Mechanismus kann nun wissenschaftlich erklärt werden: Die Einnahme von Ashwagandha erhöht den Stickoxidspiegel, was wiederum zu einer Erweiterung der Blutgefäße führt, die zu den Genitalien führen. Kurz gesagt: Es verbessert die Durchblutung der Lustorgane.

Testosteron ist ein wichtiges Hormon, das sowohl bei Männern als auch bei Frauen eine wichtige Rolle beim sexuellen Verlangen spielt. Mehrere Studien konnten dies bereits belegen. Durch die Erhöhung des Testosteronspiegels hat Ashwagandha die Fähigkeit, das sexuelle Verlangen bei beiden Geschlechtern zu steigern. Auch kann Ashwagandha sich positiv auf die sexuelle Gesundheit von Männern und Frauen auswirken. Bei Männern trägt Ashwagandha dazu bei, die Qualität und Quantität des Spermas zu verbessern, die sexuelle Leistungsfähigkeit zu steigern und erektile Dysfunktion zu bekämpfen. Bei Frauen wiederum hilft Ashwagandha, dass sich Stress und Ängste reduzieren, die oft das sexuelle Verlangen beeinträchtigen. Darüber hinaus lindert es Wechseljahresbeschwerden, die sich auch auf das sexuelle Verlangen auswirken können.

In einer 2015 in BioMed Research International veröffentlichten Studie berichteten Frauen, die Ashwagandha einnahmen, über Verbesserungen ihrer sexuellen Funktion, einschließlich eines gesteigerten sexuellen Verlangens. Ashwagandha wirkt sich auch positiv auf die Potenz aus. Untersuchungen zufolge ist Ashwagandha bei der Behandlung von erektiler Dysfunktion und der Verbesserung der sexuellen Leistungsfähigkeit überaus hilfreich. Ashwagandha soll diese Effekte durch die Erhöhung des Testosteronspiegels erzielen, aber vor allem auch, indem es die Durchblutung verbessert, wie bereits erwähnt.

Um positive Effekte auf Ihre Libido zu erzielen, empfiehlt sich die folgende Einnahme:

2 x täglich 300 mg bis 1.000 mg.

Neben Ashwagandha gibt es jedoch noch eine Reihe von anderen Dingen, die zusätzlich Ihre Libido erhöhen können, wie etwa die folgenden:

- Austern: Austern enthalten hohe Mengen an Zink, das für die Produktion von Testosteron wichtig ist und das sexuelle Verlangen steigern kann.

- Avocado: Avocados sind reich an ungesättigten Fettsäuren, die zur Produktion von Sexualhormonen beitragen können. Sie enthalten auch Vitamin E, das die Durchblutung fördert.

- Granatapfel: In Granatäpfeln sind viele Antioxidantien zu finden, die die Durchblutung verbessern können und somit die sexuelle Funktion unterstützen.

- Dunkle Schokolade: Dunkle Schokolade enthält Phenylethylamin und Serotonin, die beide als „Glückshormone“ bekannt sind und das sexuelle Verlangen steigern können.

- Ingwer: Ingwer ist bekannt für seine durchblutungsfördernden Eigenschaften und die Ankurbelung des Stoffwechsels, was das sexuelle Verlangen positiv beeinflussen kann.

• Chili: Capsaicin, der Wirkstoff in Chilis, kann die Durchblutung erhöhen und Endorphine freisetzen, was zu einem gesteigerten sexuellen Verlangen führen kann.

• Maca-Wurzel: Die Maca-Wurzel wurde schon bei den Mayas als natürliches Aphrodisiakum angesehen und steigert das sexuelle Verlangen.

Ein POWER-BOOSTER für Ihr sexuelles Verlangen

Durch die genannten Tipps können Sie sich einen regelrechten Power-Booster kreieren, der Ihre Libido wieder auf eine ganz andere Ebene hebt. Erwerben Sie dafür am besten Ashwagandha in flüssiger Form und Maca in Pulverform sowie einen Granatapfeldirektsaft. Geben Sie einmal am Tag in ein Glas die entsprechende Dosis Ashwagandha mit einem Teelöffel Maca, einer Prise Chili und etwa 200 ml Granatapfelsaft. Rühren Sie alles gut um und genießen Sie Ihren Libido-Booster.

Die Unterschiede zwischen männlichen und weiblichen Hormonen

Für die Entwicklung und Funktion, die im menschlichen Körper vonstattengehen, spielen sowohl die männlichen als auch die weiblichen Hormone gleichermaßen eine wichtige Rolle. Obwohl es einige Ähnlichkeiten gibt, gibt es auch deutliche Unterschiede zwischen den Hormonen, die im männlichen und weiblichen Körper produziert werden.

Das wichtigste männliche Hormon ist Testosteron, während Östrogen und Progesteron die wichtigsten weiblichen Hormone sind. Testosteron wird hauptsächlich in den Hoden produziert, während Östrogen und Progesteron in den Eierstöcken produziert werden. Diese Hormone beeinflussen nicht nur die Fortpflanzungsfunktion, sondern auch viele andere Aspekte des Körpers.

Ein wichtiger Unterschied zwischen männlichen und weiblichen Hormonen ist ihre Konzentration. Männer haben im Allgemeinen einen höheren Testosteronspiegel als Frauen und Frauen haben einen höheren Östrogen- und Progesteronspiegel. Daraus ergeben sich unterschiedliche körperliche Merkmale und Verhaltensweisen. Testosteron ist für seine Rolle bei der Entwicklung männlicher Merkmale wie Gesichtsbehaarung, tiefe Stimme und Muskelmasse bekannt. Es unterstützt auch die Spermienproduktion und beeinflusst das sexuelle Verlangen. Bei Frauen spielt Testosteron ebenfalls eine Rolle, allerdings in geringeren Mengen. Es hilft, das sexuelle Verlangen zu steigern, und unterstützt bei der Erhaltung der Muskelmasse und der Knochengesundheit.

Östrogen ist das wichtigste weibliche Hormon und erfüllt viele Funktionen im weiblichen Körper. Es reguliert den Menstruationszyklus, unterstützt die Brustentwicklung und beeinflusst die Knochengesundheit. Weiterhin lenkt Östrogen auch die Stimmung und die Emotionen. Progesteron ist ein weiteres wichtiges weibliches Hormon, das während des Menstruationszyklus produziert wird. Es bereitet den Körper auf eine Schwangerschaft vor und unterstützt die Entwicklung der Gebärmutterschleimhaut.

Ein weiterer Unterschied zwischen männlichen und weiblichen Hormonen ist ihre Wirkung auf den Stoffwechsel. Testosteron erhöht den Energieverbrauch und fördert das Muskelwachstum, während Östrogen den Stoffwechsel verlangsamt und die Fettspeicherung fördert. Dies erklärt zum Teil, warum Männer tendenziell mehr Muskeln haben als Frauen, während Frauen dazu neigen, mehr Fett in den Hüften und Oberschenkeln zu speichern. Weiterhin beeinflussen die Hormone auch das Verhalten. Testosteron wird mit aggressivem Verhalten und Dominanz in Verbindung gebracht, während Östrogen im Zusammenhang mit sozialer Bindung und Empathie steht. Diese Unterschiede können zu geschlechtsspezifischem Verhalten führen.

Diese Gegensätze sind nicht absolut, auch hier spielt die Individualität wieder eine große Rolle. Es gibt durchaus Männer mit einem niedrigeren Testosteronspiegel und Frauen mit einem höheren Testosteronspiegel, was zu unterschiedlichen körperlichen Merkmalen oder Verhaltensweisen führen kann.

ASHWAGANDHA BEI HORMONELLEN UNGLEICHGEWICHTEN

Bei der Dosierung und den Einnahmeempfehlungen sollten sich Frauen an die gleichen Vorgaben halten wie Männer.

Für ein hormonelles Gleichgewicht empfiehlt sich daher folgende Einnahme:

500 bis 1.000 mg pro Tag.

Beginnen Sie auch hier wieder mit einer niedrigen Dosis, die Sie schrittweise steigern können, um so besser festzustellen, wie Ihr Körper auf die Wirkstoffe reagiert. Wenn Sie also unter Hormonstörungen leiden oder allgemein einen positiven Einfluss auf Ihre Sexualhormone nehmen möchten, ist Ashwagandha definitiv eine sehr gute Wahl, denn vielen Studien zufolge hat Ashwagandha eine überaus regulierende Wirkung.

Nehmen Sie das Ashwagandha etwa acht Wochen ein, machen Sie dann eine Pause von einer Woche und starten Sie wieder weitere acht Wochen. Nach dieser Zeit können Sie das Ashwagandha absetzen und beobachten, wie es Ihnen und Ihrem Körper geht.

Hinweis:
Vor der Einnahme von Ashwagandha sollten Frauen, die hormonelle Verhütungsmittel oder andere Medikamente einnehmen, mit Ihrem Arzt sprechen, damit Wechselwirkungen vermieden werden.

Erfahrungsberichte von Menschen, die Ashwagandha bei hormonellen Problemen einsetzen

Es gibt mittlerweile viele Menschen, die Ashwagandha erfolgreich bei hormonellen Beschwerden und Ungleichgewichten einsetzen und sehr positiv über die Wirkungsweise berichten.

Bericht 1:

„Meine hormonellen Probleme nehmen leider immer mehr zu, was sich in Stimmungsschwankungen und PMS-Symptomen äußert. Nachdem ich über die vielen positiven Wirkungsweisen von Ashwagandha gelesen hatte, beschloss ich, es auszuprobieren. Ich habe täglich die empfohlene Dosis eingenommen und schon nach wenigen Wochen konnte ich eine deutliche Verbesserung meiner Beschwerden feststellen. Meine Stimmungsschwankungen sind weniger drastisch und ich fühle mich während meines Menstruationszyklus insgesamt ausgeglichener. Ashwagandha hat mir wirklich geholfen, besser mit meinen hormonellen Problemen umzugehen."

Bericht 2:

„Schon als ich zum ersten Mal meine Periode bekam, plagten mich starke Unterleibsschmerzen mit sehr unangenehmen Krämpfen. Ich habe viele Schmerzmittel ausprobiert, aber sie haben nur bedingt geholfen. Ich habe vor ein paar Monaten mit der Einnahme von Ashwagandha begonnen, nachdem ich gelesen hatte, dass es entzündungshemmende Eigenschaften hat. Ich war von den Ergebnissen überrascht! Meine Menstruationsbeschwerden sind deutlich zurückgegangen und ich kann den Alltag deutlich besser meistern. Ashwagandha half mir wirklich, damit ich nicht mehr so stark unter meinen Menstruationsbeschwerden leiden muss."

Bericht 3:

„Ich habe seit vielen Jahren unregelmäßige Monatsblutungen und hormonelle Störungen. Ich habe viele verschiedene Behandlungsmöglichkeiten ausprobiert, aber nichts hat geholfen. Vor einigen Monaten habe ich mich für die Verwendung von Ashwagandha entschieden, als ich von der positiven Wirkung auf den Hormonhaushalt erfuhr. Ich kann ehrlich sagen, dass es mein Leben verändert hat. Meine Periode wurde regelmäßiger und meine hormonellen Symptome besserten sich deutlich. Ich bin sehr dankbar für die Wirkung, die Ashwagandha auf meinen Körper hat."

Bericht 4:

„Kurz nach Eintritt in die Wechseljahre kamen starke Hitzewallungen und Schlafstörungen, mit denen ich sehr zu kämpfen hatte. Ich wollte keine Hormonersatztherapie ausprobieren und machte mich auf die Suche nach natürlichen Alternativen. Mir wurde Ashwagandha sehr empfohlen und ich habe beschlossen, es auszuprobieren. Nach ein paar Wochen bemerkte ich einen deutlichen Rückgang der Hitzewallungen und begann, besser zu schlafen. Ashwagandha hat mir geholfen, diese schwierige Zeit meines Lebens besser zu meistern."

WEIBLICHE HORMONE UND ASHWAGANDHA: ANWENDUNGEN UND VORSICHTSMAßNAHMEN

Ashwagandha trägt, insbesondere bei Frauen, zur Regulierung des Östrogenspiegels bei, was sich positiv auf den Menstruationszyklus auswirken kann. Ashwagandha kann helfen, das Gleichgewicht wiederherzustellen und die Symptome zu lindern, insbesondere bei Frauen mit hormonellen Schwankungen oder Ungleichgewichten.

Ein häufiges Problem bei Frauen ist das prämenstruelle Syndrom (PMS), das häufig mit Symptomen wie Stimmungsschwankungen, Schmerzen, Müdigkeit und Schlafstörungen einhergeht. Ashwagandha hilft dabei, diese Symptome zu lindern und die allgemeine Gesundheit in dieser Zeit zu verbessern.

Definition: PMS

PMS steht für „prämenstruelles Syndrom“ und bezieht sich auf eine Reihe von körperlichen und emotionalen Symptomen, die viele Frauen in den Tagen oder Wochen vor Beginn ihrer Menstruation erfahren. PMS tritt in der Regel regelmäßig auf und kann das allgemeine Wohlbefinden und die Lebensqualität einer Frau stark beeinträchtigen.

Welche Ursache PMS zugrunde liegt, ist bisher noch nicht vollständig geklärt, aber Ärzte vermuten, dass hormonelle Veränderungen während des Menstruationszyklus eine Rolle spielen. Für die Steuerung des Menstruationszyklus sind verschiedene Hormone verantwortlich, darunter Östrogen und Progesteron. In der zweiten Hälfte des Zyklus steigt der Progesteronspiegel an, während das Östrogenniveau abnimmt. Es wird vermutet, dass diese hormonellen Veränderungen zu den Symptomen von PMS beitragen können.

Es gibt viele verschiedene Symptome, die mit PMS verbunden sein können. Zu den häufigsten gehören

- Stimmungsschwankungen wie Reizbarkeit,
- Angstzustände und
- depressive Verstimmungen.
- Viele Frauen berichten auch von körperlichen Beschwerden wie
- Brustspannen,

- Kopfschmerzen,
- Müdigkeit,
- Blähungen und
- Wassereinlagerungen.

Einige Frauen können auch Schlafstörungen, Appetitveränderungen oder Konzentrationsprobleme erleben. Die PMS-Symptome sind dabei nicht bei allen Frauen gleich, denn einige Frauen können nur leichte Beschwerden haben, während andere unter schweren Symptomen leiden können, die ihre täglichen Aktivitäten beeinträchtigen.

Um PMS zu diagnostizieren, werden die Symptome über mehrere Menstruationszyklen hinweg sorgfältig erfasst, bestenfalls in einer entsprechenden App. Leider gibt es bis dato keine spezifischen Tests, um PMS zu diagnostizieren, für die Frau, die an solchen Symptomen leidet, ist es jedoch wichtig, andere mögliche Ursachen auszuschließen, die mit ähnlichen Symptomen einhergehen, wie etwa Zysten, die sich jedoch nur mittels Ultraschall erkennen lassen.

Ziel einer PMS-Behandlung ist die Symptomlinderung und es geht darum, das allgemeine Wohlbefinden zu verbessern. Dies kann verschiedene Ansätze umfassen, wie zum Beispiel Lebensstiländerungen wie regelmäßige Bewegung, gesunde Ernährung und Stressmanagement, Entspannungstechniken wie Yoga oder Meditation oder die Verwendung von Medikamenten zur Linderung spezifischer Symptome. In einigen Fällen können Frauen mit schweren PMS-Symptomen von einer medikamentösen Behandlung profitieren. Dies kann die Verwendung von nichtsteroidalen entzündungshemmenden Medikamenten (NSAIDs) zur Linderung von Schmerzen oder Entzündungen umfassen. In einigen Fällen kann auch die Einnahme hormoneller Verhütungsmittel helfen, indem sie den Hormonspiegel im Körper stabilisieren.

Es hat sich darüber hinaus auch gezeigt, dass Ashwagandha den Testosteronspiegel bei Frauen erhöht, was Frauen mit niedrigem Testosteronspiegel zugutekommen kann.

Ein niedriger Testosteronspiegel bei Frauen kann zu verschiedenen Problemen wie sexueller Dysfunktion, Müdigkeit und schlechter Stimmung führen. Durch die Einnahme von Ashwagandha können Frauen ihren Hormonspiegel ausgleichen und sich gesund und vital fühlen.

Ashwagandha bei Menstruationsbeschwerden

Regelschmerzen stellen ein Problem dar, unter dem viele Frauen während ihres Menstruationszyklus leiden. Wie sich die Beschwerden zeigen, ist sehr unterschiedlich. Es können sehr leichte Symptome, aber auch sehr starke Schmerzen sein, die die Lebensqualität der betroffenen Frauen erheblich beeinträchtigen.

Der Menstruationszyklus ist ein natürlicher Prozess im Körper einer Frau, bei dem die Gebärmutterschleimhaut etwa 10 bis 14 Tage aufgebaut wird, um eine Schwangerschaft zu unterstützen. Kommt es dann nach etwa 12 bis 14 Tagen zum Eisprung, jedoch zu keiner Befruchtung, löst sich die Schleimhaut und es kommt zur Blutung. Während dieses Zyklus können verschiedene Symptome auftreten, die als Menstruationsbeschwerden bezeichnet werden. Die häufigsten Symptome sind

- Schmerzen im Unterleib,
- Rückenschmerzen,
- Kopfschmerzen,
- Übelkeit,
- Müdigkeit und
- Stimmungsschwankungen.

Bei einigen Frauen kann es auch zu Durchfall, Verstopfung oder Blähungen kommen. Die Intensität und Dauer dieser Symptome variiert von Frau zu Frau und kann von Monat zu Monat sehr unterschiedlich sein. Es gibt viele verschiedene Ursachen für Menstruationsbeschwerden. Eine davon ist die Zunahme des Gewebehormons Prostaglandin, das während des Menstruationszyklus ausgeschüttet wird. Dieses Hormon bewirkt, dass sich die Muskeln der Gebärmutter zusammenziehen, um die Schleimhaut abzustoßen, was zu den typischen Krämpfen führt. Möglicherweise spielt auch eine erhöhte Empfindlichkeit gegenüber Schmerzreizen eine Rolle. Ein weiterer Faktor ist ein hormonelles Ungleichgewicht, das zu einer Überproduktion von Prostaglandinen führen kann. Dies kann durch viele verschiedene Faktoren beeinflusst werden, wie zum Beispiel Stress, schlechte Essgewohnheiten oder bestimmte Medikamente. Auch gynäkologische Erkrankungen wie Endometriose oder Uterusmyome können zu Menstruationsbeschwerden führen.

Maßnahmen zur Linderung der Schmerzen

Es gibt viele verschiedene Möglichkeiten, Menstruationsbeschwerden zu bekämpfen. Viele Frauen finden Linderung durch Wärmebehandlungen wie warme Bäder, Wärmekissen oder Heizkissen. Auch sanfte körperliche Aktivität und Entspannungstechniken wie Yoga oder Meditation können zur Linderung der Symptome beitragen. In manchen Fällen kann die Einnahme von Schmerzmitteln wie Ibuprofen oder Paracetamol helfen oder aber Sie machen sich die wunderbare Wirkungsweise von Ashwagandha zunutze. Es gibt Untersuchungen, die zeigten, dass Ashwagandha entzündungshemmende Eigenschaften hat und Schmerzen lindern kann. Da Menstruationsbeschwerden oft mit Entzündungen und Schmerzen im Zusammenhang stehen, ist Ashwagandha in der Lage, diese Symptome zu reduzieren. Eine frühere

Studie an Ratten ergab zum Beispiel, dass die Verabreichung von Ashwagandha-Extrakt die Schmerzempfindlichkeit verringerte. Behalten Sie jedoch immer im Blick, dass Sie Ashwagandha längerfristig einnehmen sollten, gerade, wenn es um die Linderung von Menstruationsbeschwerden geht. Sie sollten das Ashwagandha-Extrakt demnach mindestens acht Wochen zu sich nehmen. Gönnen Sie sich beispielsweise am Abend einen Schlaftrunk mit warmer Milch, etwas Honig und einem Teelöffel Ashwagandha-Pulver. So bringen Sie allgemeine Entspannung in Körper und Geist und bereiten sich gleichzeitig auf eine angenehme Nacht vor.

Heiße 7 und Schafgarbentee

Als weiterer Tipp eignet sich sehr gut die „Heiße 7", welche im Kapitel „Tipps und Tricks zur Verbesserung der Schlafqualität mit Ashwagandha" bereits vorgestellt wurde. Die Heiße 7 bringt nicht nur den Geist zur Ruhe, sondern wirkt sich auch positiv auf Krämpfe aus, weswegen sie ein beliebtes Mittel für Regelschmerzen ist. Sie können sie in Akutfällen bis zu 5-mal am Tag trinken.

Zusätzlich zur heißen 7 ist auch der Schafgarbentee ein wertvoller Tipp. Die Prostaglandine werden durch die Inhaltsstoffe des Tees gehemmt, was wiederum zur Schmerzlinderung führt. Diesen Tee können Sie mit dem krampflösenden Gänsefingerkraut und der entschlackenden Brennnessel kombinieren und erhalten so einen tollen und gut schmeckenden Tee, der sich auf mehrere Regelbeschwerden gleichzeitig positiv auswirkt. Mischen Sie sich einen Vorrat von je 30 Gramm der Kräuter, die Sie in jeder Apotheke erhalten, und übergießen Sie dreimal täglich zwei Teelöffel mit heißem Wasser. Lassen Sie alles etwa 8 bis 10 Minuten ziehen und trinken Sie den heißen Tee in kleinen Schlucken.

Insgesamt sind Menstruationsbeschwerden ein häufiges Problem, mit dem viele Frauen während ihres Menstruationszyklus konfrontiert sind. Es gibt viele verschiedene Ursachen und Behandlungsmöglichkeiten für diese Probleme und jede Frau muss für sich selbst entscheiden, welche Behandlung für sie am effektivsten ist. Hören Sie ganz auf Ihren Körper und holen Sie sich, wenn notwendig, professionellen Rat ein.

Ashwagandha in der Schwangerschaft und Stillzeit

Zunächst ist anzumerken, dass die Auswirkungen von Ashwagandha auf Föten und Säuglinge noch nicht gründlich untersucht wurden. Wie Sie wissen, hemmen Withanolide und Alkaloide in Ashwagandha die Ausschüttung von Stresshormonen. Daher stehen Experten der Einnahme von Ashwagandha während der Schwangerschaft oder Stillzeit skeptisch gegenüber. Aufgrund seiner hormonellen Wirkung auf ungeborene Kinder und sogar Kleinkinder ist es möglich, dass die Heilpflanze das Hormonsystem junger Menschen beeinflusst. Daher lautet die Empfehlung: Wenn Sie darüber nachdenken, Ashwagandha während der Schwangerschaft oder Stillzeit einzunehmen, sollten Sie dies unbedingt mit Ihrem Frauen- beziehungsweise Kinderarzt besprechen.

Ashwagandha als Unterstützung bei den Wechseljahren

Die Wechseljahre, auch Menopause genannt, sind ein natürlicher Abschnitt im Leben einer Frau, der normalerweise im Alter zwischen 45 und 55 Jahren auftritt. Während dieser Zeit stellt der Körper der Frau die Produktion von Östrogen und Progesteron ein, was zu einer Reihe körperlicher und emotionaler Veränderungen führen kann. Wie sich die Symptome bei einer Menopause äußern, ist bei jeder Frau unterschiedlich, sie können von leicht bis schwer reichen. Zu den häufigsten Symptomen gehören

- Hitzewallungen,
- Nachtschweiß,
- Schlafstörungen,
- Stimmungsschwankungen,
- Scheidentrockenheit,
- Gewichtszunahme und
- verminderte sexuelle Lust.

Während die meisten Symptome eher moderat auftreten, gehören Hitzewallungen zu den bekanntesten Symptomen der Menopause. Sie gehen mit einem plötzlichen Hitzegefühl im Oberkörper und im Gesicht einher, oft begleitet von starkem Schwitzen. Diese Hitzewallungen können unangenehm sein und die allgemeine Gesundheit beeinträchtigen. Auch Schlafstörungen kommen in den Wechseljahren häufig vor. Viele Frauen haben Probleme beim Ein- oder Durchschlafen, was sich negativ auf den Energiehaushalt auswirkt und zu Müdigkeit führen kann. Ein weiteres häufiges Symptom der Wechseljahre sind Stimmungsschwankungen. Frauen können sich ängstlich, verärgert oder deprimiert fühlen.

Diese emotionalen Veränderungen können sich negativ auf ihre Lebensqualität auswirken. Die Scheidentrockenheit wird durch einen verminderten Östrogenspiegel verursacht und kann beim Geschlechtsverkehr Schmerzen oder Beschwerden verursachen. Gewichtszunahme ist ein weiteres häufiges Symptom der Wechseljahre. Während dieser Zeit verlangsamt sich häufig der Stoffwechsel, was es schwierig machen kann, Gewicht zu verlieren oder zu halten.

Es gibt sehr viele verschiedene Ansätze, die helfen, mit den Symptomen der Menopause umzugehen. Eine Möglichkeit ist die Hormonersatztherapie (HRT), bei der Östrogen und manchmal Progesteron eingenommen werden, um den Hormonspiegel auszugleichen. Eine HRT kann helfen, Hitzewallungen, Schlafstörungen und vaginale Trockenheit zu reduzieren. Zusätzlich zur HRT gibt es pflanzliche Ergänzungsmittel wie Soja-Isoflavone und Traubensilberkerze, die zur Linderung von Wechseljahresbeschwerden eingesetzt werden können.

Ein gesunder Lebensstil trägt ebenso dazu bei, die Symptome der Menopause zu lindern. Regelmäßige körperliche Aktivität, eine reichhaltige Ernährung, die viel Obst und Gemüse enthält, sowie ausreichend Schlaf sorgen dafür, dass sich die allgemeine Gesundheit verbessert.

Doch natürlich gibt es noch das kleine Wundermittel Ashwagandha, das auch bei der Menopause erfolgreich eingesetzt werden kann, da es auf alle genannten Symptome während der Wechseljahre einen positiven Einfluss hat. Zusammengefasst sind es:

- Reduzierung der Hitzewallungen: Es wurde im Jahr 2015 eine Studie an Frauen während Ihrer Menopause durchgeführt, die ergab, dass ein Ashwagandha-Extrakt maßgeblich dazu beitrug, dass sowohl die Intensität als auch die Häufigkeit der Hitzewallungen abnahm. Die Vermutung ist, dass dies auf die beruhigenden und ausgleichenden Eigenschaften von Ashwagandha zurückzuführen ist.

- Verbesserung der Stimmung: Die Wechseljahre können von Stimmungsschwankungen und emotionalen Veränderungen begleitet sein. Ashwagandha hilft durch die angstlösenden und stimmungsaufhellenden Eigenschaften, das allgemeine Wohlbefinden zu verbessern und die Stimmung zu stabilisieren.

- Unterstützung für das hormonelle Gleichgewicht: Wie Sie bereits wissen, kommt es während der Wechseljahre zu einem Ungleichgewicht von Hormonen im Körper, insbesondere Östrogen und Progesteron. Ashwagandha unterstützt die Herstellung des hormonellen Gleichgewichts, indem es die Produktion und den Abbau von Hormonen reguliert.

- Verbesserung der Schlafqualität: Schlafstörungen sind ein häufiges Symptom der Wechseljahre, was Ashwagandha erfolgreich beseitigt.

Anmerkung:
Da Progesteron eine beruhigende Wirkung auf die Psyche hat und vom Körper nicht mehr ausreichend produziert wird, ist es sehr wichtig, dieses zuzuführen, vor allem dann, wenn depressive Verstimmungen eine Frau begleiten. Ideal ist hier die Progesteron-Creme D4, die Sie im Internet erwerben können. Sind Sie in den Wechseljahren, so geben Sie einmal am Tag einen Pumpstoß auf die Innenseite Ihres Armes und verreiben Sie mit dem anderen Arm die Creme, bis diese vollends eingezogen ist.

Tipp bei Kinderwunsch:
Sind Sie eventuell in einer Kinderwunschphase und mag es nicht so recht klappen, empfiehlt sich die Progesteron-Creme ab dem Zeitpunkt des Eisprungs bis zum Beginn der Menstruation. Begleiten können Sie diese Phase mit drei Tassen Frauenmanteltee täglich sowie einem Teelöffel Weizenkeime.

Die sichere Anwendung bei Frauen

Wie bereits erwähnt, sollten Sie Ashwagandha nicht einnehmen, wenn Sie gerade schwanger sind oder stillen. Nehmen Sie Medikamente wie

- Benzodiazepine,

- Antikonvulsiva oder
- Barbiturate

sowie andere verschreibungspflichtige Medikamente ein, sollten Sie mit der Einnahme vorsichtig sein. Die Benzodiazepine werden hauptsächlich verschrieben, um Angstzustände und Schlafstörungen zu behandeln. Sie haben, wie Ashwagandha, eine beruhigende Wirkung auf das Zentralnervensystem, was bei einer gleichzeitigen Einnahme verstärkt wird und zu Schläfrigkeit, Benommenheit und verminderter geistiger Klarheit führt. Vor der Einnahme von Ashwagandha sollten Sie mit Ihrem Arzt sprechen, falls Sie bereits Benzodiazepine einnehmen. Ihr Arzt kann Sie über mögliche Wechselwirkungen informieren und entscheiden, ob eine gemeinsame Einnahme sicher ist.

Antikonvulsiva werden zur Behandlung von Epilepsie und Barbiturate zur Behandlung von Schlafstörungen, Anfallserkrankungen und zur Sedierung eingesetzt. Auch bei diesen beiden findet eine beruhigende Wirkung auf das zentrale Nervensystem statt, was eine Einnahme von Ashwagandha noch verstärkt.

Nehmen Sie Ashwagandha so ein, wie beschrieben, also etwa 500 bis 1000 mg, je nach Präparat. Fangen Sie zunächst mit einer niedrigeren Dosis an, die Sie langsam steigern, und beachten Sie die einwöchige Pause nach einer Einnahme von acht Wochen. Hören Sie in dieser Zeit besonders auf Ihren Körper und Ihr Wohlbefinden.

Tipp:
Heiße Milch, Ghee, das indische Butterschmalz und heißes Wasser gelten als hervorragende Trägersubstanzen. Pulver, geöffnete Kapseln oder Ashwagandha als Tonikum eignen sich demnach am besten.

Steigerung der kognitiven und sportlichen Leistung

In den letzten Jahren erfreut sich Ashwagandha großer Beliebtheit, insbesondere aufgrund seiner potenziellen Auswirkungen auf die kognitive und sportliche Leistungsfähigkeit.

Unter den kognitiven Funktionen werden die Fähigkeiten und Prozesse des Gehirns, die für das Denken, Lernen, Erinnern, Problemlösen und Entscheiden verantwortlich sind, verstanden. Dies sind mentale Funktionen, die es Ihnen ermöglichen, Informationen zu verarbeiten, zu verstehen und darauf zu reagieren. Zu den kognitiven Fähigkeiten gehören unter anderem:

- Aufmerksamkeit: die Fähigkeit, sich auf bestimmte Reize oder Informationen zu konzentrieren und Ablenkungen zu ignorieren.

- Gedächtnis: die Fähigkeit, Informationen zu speichern und später abzurufen. Dies gilt sowohl für das Kurzzeitgedächtnis (Arbeitsgedächtnis) als auch für das Langzeitgedächtnis.

- Sprache: die Fähigkeit, Wörter und Sätze zu verstehen und auszudrücken.

- Denken: die Fähigkeit, Informationen zu analysieren, Zusammenhänge herzustellen, Schlussfolgerungen zu ziehen und Probleme zu lösen.

- Wahrnehmung: Die Fähigkeit, sensorische Informationen aus der Umgebung zu empfangen und zu interpretieren.

- Planen und Organisieren: die Fähigkeit, Ziele zu setzen, Strategien zu entwickeln und Aktivitäten geordnet durchzuführen.

- Kreativität: die Fähigkeit, neue Ideen zu generieren und einzigartige Lösungen zu finden.

Diese kognitiven Funktionen sind wichtig für Ihre täglichen Aktivitäten und beeinflussen Ihr Lernen, Ihre Arbeit, Ihre Kommunikation und Ihre Entscheidungsfindung. Eine optimale kognitive Funktion ermöglicht es Ihnen, effektiv und effizient zu denken, Informationen zu verarbeiten und Ihre geistigen Fähigkeiten optimal zu nutzen.

Die potenziellen Vorteile von Ashwagandha wurden in vielen wissenschaftlichen Studien untersucht und ihre vielversprechenden Ergebnisse haben das Interesse von Sportlern, Studenten und Menschen mit anspruchsvollen geistigen Aufgaben geweckt. Eine der Hauptwirkungen, die Ashwagandha auf die kognitive Funktion hat, ist seine Fähigkeit, Stress abzubauen. Chronischer Stress kann zu kognitiven Störungen wie Gedächtnisproblemen, Konzentrationsschwierigkeiten und einer langsameren Informationsverarbeitung führen. Ashwagandha reduziert diese negativen Auswirkungen, indem es das Cortisol hemmt. Durch die Senkung des Cortisolspiegels kann Ashwagandha zur Verbesserung der kognitiven Funktion, des Gedächtnisses und der Konzentration beitragen.

Darüber hinaus wurde Ashwagandha auch auf seine Fähigkeit getestet, die geistige Energie und Ausdauer zu steigern. Durch die Einnahme von Ashwagandha werden Aufmerksamkeit, Arbeitsgedächtnis und Verarbeitungsgeschwindigkeit deutlich verbessert. Dies deutet darauf hin, dass Ashwagandha dabei hilft, die geistige Leistungsfähigkeit zu verbessern und geistige Erschöpfung zu reduzieren.

Zusätzlich zu den kognitiven Vorteilen kann Ashwagandha auch die sportliche Leistung verbessern. Eine Studie an Sportlern zeigte, dass die Einnahme von Ashwagandha die Muskelkraft, Ausdauer und Leistung steigerte. Dies liegt an seinen entzündungshemmenden Eigenschaften, die Muskelschäden nach dem Training reduzieren und die Erholungszeit beschleunigen. Darüber hinaus wurden Verbesserungen der Körperzusammensetzung beobachtet, da Ashwagandha dabei hilft, den Körperfettanteil zu reduzieren und die Muskelmasse zu erhöhen.

ASHWAGANDHA UND DIE KOGNITIVE FUNKTION

Ashwagandha gilt nicht nur als Anti-Stress-Adaptogen, sondern hat auch einen positiven Einfluss auf die kognitive Funktion. Studien haben eine Verbesserung der kognitiven Funktionen, einschließlich Aufmerksamkeit, Gedächtnis und Reaktionszeit, bei regelmäßiger Einnahme von Ashwagandha-Extrakt gezeigt. Eine Studie an Menschen mit mittelschwerer bis schwerer Depression ergab, dass die sechswöchige Einnahme von Ashwagandha-Extrakt die kognitiven Funktionen deutlich verbesserte und die Symptome einer Depression reduzierte.

Eine weitere Studie an Menschen mit leichter Demenz ergab, dass die zweimonatige Einnahme von Ashwagandha-Extrakt die kognitiven Funktionen deutlich verbesserte. Die positiven Auswirkungen, die Ashwagandha auf die kognitiven Funktionen hat, sind darauf zurückzuführen, dass es dazu beiträgt, den Stresspegel im Körper zu minimieren, was wiederum das Gehirn besser durchblutet und die Funktion von Neuronen und Synapsen verbessert.

Darüber hinaus kann Ashwagandha gezielt oxidativen Stress und Entzündungen im Gehirn bekämpfen und so zur Verbesserung der kognitiven Funktion beitragen.

Definition: Oxidativer Stress

Ein Organismus befindet sich im oxidativen Stress, wenn er das Gleichgewicht zwischen der Produktion reaktiver Sauerstoffspezies, genannt ROS, und dem antioxidativen Abwehrsystem des Körpers verliert. ROS sind hochreaktive Moleküle, die auf natürliche Weise als Nebenprodukte des normalen Stoffwechsels in unseren Zellen vorkommen. In geringen Mengen erfüllen sie wichtige Funktionen im Körper, etwa die Bekämpfung von Krankheitserregern und die Signalübertragung zwischen Zellen. Allerdings können ROS auch schädlich sein, wenn sie in übermäßigen Mengen produziert werden oder wenn das antioxidative Abwehrsystem des Körpers nicht richtig funktioniert. Dies kann durch viele verschiedene Faktoren wie

- Umweltverschmutzung,
- Rauchen,
- zu viel Alkoholkonsum,
- ungesunde Ernährung,
- chronischer Stress und
- intensive körperliche Aktivität

verursacht werden. Wenn der Körper oxidativem Stress ausgesetzt ist, können ROS Schäden an Zellen, Proteinen, Lipiden und DNA verursachen. Dies wird als oxidativer Schaden bezeichnet und kann zu vielen Gesundheitsproblemen führen. Oxidativer Stress ist mit einer Vielzahl von Krankheiten verbunden, darunter

- Herz-Kreislauf-Erkrankungen,
- neurodegenerative Erkrankungen wie Alzheimer und Parkinson,
- Krebs,
- Diabetes,
- Entzündungen und
- vorzeitiges Altern.

Das antioxidative Abwehrsystem des Körpers umfasst mehrere Enzyme sowie nicht-enzymatische Antioxidantien wie Vitamin C, Vitamin E, Glutathion und Flavonoide, die ROS neutralisieren und ihre schädlichen Auswirkungen minimieren. Wenn das antioxidative Abwehrsystem jedoch überlastet ist oder nicht richtig funktioniert, kommt es zu oxidativem Stress.

Um den oxidativen Stress im Organismus zu minimieren und das Gleichgewicht zwischen ROS und antioxidativer Kapazität wiederherzustellen, stehen verschiedene Möglichkeiten zur Verfügung. Eine gesunde Ernährung, die ausreichende Mengen an Antioxidantien aus Obst, Gemüse, Nüssen und Samen enthält, kann bei der Bekämpfung von oxidativem Stress helfen. Regelmäßige körperliche Aktivität trägt ebenfalls dazu bei, Ihr antioxidatives Abwehrsystem zu stärken. Parallel helfen bestimmte Nahrungsergänzungsmittel wie Vitamin C, Vitamin E, Coenzym Q10 und Polyphenole aus grünem Tee oder Kurkuma, oxidativen Stress zu reduzieren.

Ashwagandhas Fähigkeit, Gedächtnis, Konzentration und geistige Leistungsfähigkeit zu optimieren, fasziniert Wissenschaftler und die breite Öffentlichkeit gleichermaßen. Ashwagandha verbessert die kognitive Funktion vor allem durch die Steigerung der Produktion des wichtigen Neurotransmitters Acetylcholin, welcher beim Lernen und dem Gedächtnis mitwirkt. Durch die Erhöhung des Acetylcholinspiegels im Gehirn verbessert ein Ashwagandha-Extrakt das Gedächtnis und die Erholung. Es gibt auch Untersuchungen, die zeigen, dass eine Überstimulation von Neurotransmittern wie Glutamat Exzitotoxizität und Schäden an Gehirnzellen verursachen kann. Dieser Prozess ist sehr eng mit verschiedenen neurodegenerativen Erkrankungen verbunden, wie etwa die bekannte Alzheimer-Krankheit. Wissenschaftler haben herausgefunden, dass Ashwagandha zur Bekämpfung der Exzitotoxizität beitragen kann, da es neuroprotektive Eigenschaften besitzt. Die Ashwagandha-Wurzel verhindert eine übermäßige Aktivierung von Glutamatrezeptoren und beugt so exzitotoxischen Schäden vor. Aufgrund dieser schützenden Wirkung ist es Ashwagandha möglich, die kognitiven Funktionen erheblich zu verbessern, was es zu einer wertvollen Ergänzung macht, insbesondere für diejenigen, die daran interessiert sind, die kognitiven Funktionen zu verbessern und ihre kognitiven Fähigkeiten zu erhalten. Denn nicht nur die kognitiven Funktionen profitieren davon, sondern auch das allgemeine Befinden.

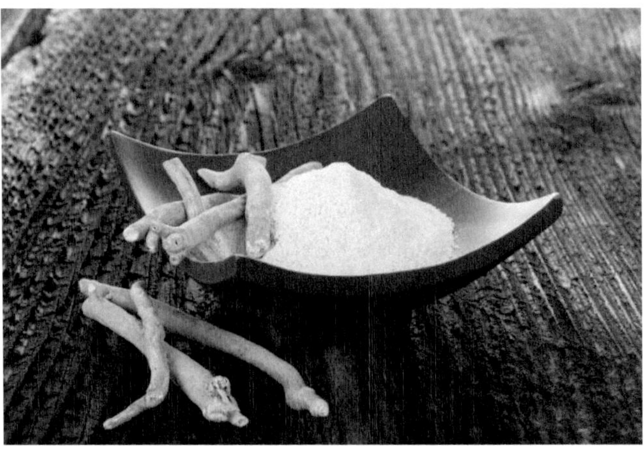

Definition: Exzitotoxizität

Exzitotoxizität bezieht sich auf den schädlichen Effekt von exzitatorischen Neurotransmittern auf Nervenzellen im Gehirn. Exzitatorische Neurotransmitter sind Chemikalien, die Signale zwischen Nervenzellen übertragen und dabei helfen, Nervenzellen zu stimulieren oder zu aktivieren. Der bekannteste erregende Neurotransmitter ist Glutamat. Normalerweise ist Glutamat wichtig für die ordnungsgemäße Funktion des Gehirns, da es an der Informationsübertragung zwischen Nervenzellen beteiligt ist. Eine übermäßige Freisetzung oder Fehlregulation von Glutamat kann jedoch zu einer Übererregung von Neuronen führen.

Bei der Exzitotoxizität kommt es zu einer übermäßigen Aktivierung erregender Neurotransmitterrezeptoren, insbesondere von Glutamatrezeptoren. Dies führt zu einem verstärkten Fluss von Kalziumionen und anderen schädlichen Molekülen in die Neuronen. Diese Prozesse können schließlich zum Zelltod führen.

Dosierungsempfehlung bei kognitiven Störungen

Der Einsatz von Ashwagandha bei der Behandlung kognitiver Störungen ist ein aktives Forschungsgebiet, es gibt jedoch eine Reihe von Untersuchungen, die die Vorteile von Ashwagandha auf die kognitiven Funktionen belegen. Bisher konzentrierten sich die meisten Forschungsarbeiten auf Menschen, die Stress erleben, und dessen Auswirkungen auf die kognitiven Funktionen. Die Ergebnisse zeigen, dass Ashwagandha dabei helfen kann, Stress abzubauen, den Cortisolspiegel im Körper zu regulieren und dadurch die kognitiven Funktionen zu verbessern.

Die optimale Dosierung bei kognitiven Störungen liegt bei:

250 mg bis 600 mg pro Tag.

Beginnen Sie mit einer kleinen Dosierung und steigern Sie die Menge Schritt für Schritt. Führen Sie die Behandlung 16 Wochen durch, mit einer einwöchigen Pause nach acht Wochen dazwischen.

Hinweis:
Es sollte jedoch beachtet werden, dass Ashwagandha nicht als Ersatz für eine medizinische Behandlung bei kognitiven Störungen empfohlen wird. Menschen mit kognitiven Beeinträchtigungen sollten für eine angemessene Diagnose und Behandlung immer einen Arzt aufsuchen.

Sollten Sie mit Stress zu kämpfen haben und glauben, dass dadurch Ihre kognitiven Funktionen beeinträchtigt werden, kann Ashwagandha eine wertvolle Option für Sie sein. Stellen Sie jedoch unbedingt sicher, dass Sie ein hochwertiges Nahrungsergänzungsmittel von einem seriösen Anbieter verwenden.

Wenn Sie Medikamente einnehmen, ist es empfehlenswert, dass Sie mit Ihrem Arzt über eine Ashwagandha-Einnahme sprechen, so stellen Sie sicher, dass es mit anderen Medikamenten oder Erkrankungen zu keinen unerwünschten Wechselwirkungen kommt.

Anwendung von Ashwagandha bei altersbedingter kognitiver Abnahme

Der altersbedingte kognitive Rückgang ist ein natürlicher Teil des Alterungsprozesses und kann durch viele Faktoren erklärt werden. Im Laufe der Zeit kommt es zu einem allmählichen Verlust von Nervenzellen im Gehirn, insbesondere in Bereichen, die für die kognitive Funktion wichtig sind. Dieser Prozess wird als Neurodegeneration bezeichnet und kann zu einer Verschlechterung des Gedächtnisses, der Aufmerksamkeit und des Denkens führen. Mit zunehmendem Alter kann auch die Durchblutung des Gehirns abnehmen, was zu weniger

Sauerstoff und Nährstoffen führt. Dies beeinträchtigt die Gehirnfunktion und führt daraufhin zu einem kognitiven Verfall. Weiterhin verändern sich die Neutransmitter mit der Zeit. Wie Sie bereits erfahren haben, handelt es sich bei allen Neurotransmittern um chemische Botenstoffe, die dafür verantwortlich sind, dass eine Kommunikation zwischen Nervenzellen im Gehirn stattfinden kann. Mit zunehmendem Alter können sich die Spiegel bestimmter Neurotransmitter wie Dopamin, Serotonin und Acetylcholin verändern, was sich auf die kognitive Funktion auswirkt. Auch chronische Entzündungen im Körper können das Gehirn beeinflussen und zu einem kognitiven Verfall führen, da mit zunehmendem Alter häufig das Risiko für entzündliche Erkrankungen steigt, die sich negativ auf das Gehirn auswirken. Es gibt auch genetische und umweltbedingte Faktoren, die zum altersbedingten kognitiven Rückgang beitragen. Beispielsweise können bestimmte genetische Varianten das Risiko für neurodegenerative Erkrankungen wie die Alzheimer-Krankheit erhöhen. Ashwagandha ist in der Lage, diese Prozesse zu verlangsamen, da es den BDNF-Serumspiegel erhöhen kann.

Definition: BDNF

BDNF steht für Brain-Derived Neurotrophic Factor, zu Deutsch: Hirnabgeleiteter neurotropher Faktor. Es ist ein Protein, das im Gehirn und im peripheren Nervensystem vorkommt. BDNF spielt eine wichtige Rolle bei der Entwicklung, dem Wachstum und der Erhaltung von Neuronen sowie bei der Regulierung der neuronalen Plastizität. BDNF unterstützt das Überleben von Neuronen, indem es die Differenzierung und das Wachstum ihrer Prozesse (Axone und Dendriten) unterstützt. Außerdem ist es an der Bildung neuer Synapsen beteiligt, also Verbindungen zwischen Nervenzellen, die für die Kommunikation im Gehirn wichtig sind. BDNF spielt unterdes auch eine wichtige Rolle, wenn es darum geht, die synaptische Übertragung zu regulieren, und beeinflusst dadurch die Stärke und Effizienz neuronaler Verbindungen.

BDNF beeinflusst auch die kognitive Funktion. Es wird angenommen, dass es an der Lern- und Gedächtnisbildung beteiligt ist und dabei hilft, neue synaptische Verbindungen zu schaffen und bestehende zu stärken. Darüber hinaus kann BDNF neuroprotektive Eigenschaften haben und vor Schäden durch oxidativen Stress oder Entzündungen schützen.

Niedrige BDNF-Spiegel werden mit einer Vielzahl neurologischer Erkrankungen in Verbindung gebracht, darunter Depressionen, Alzheimer und Parkinson. Daher wird BDNF oft als potenzielles therapeutisches Ziel für diese Krankheiten angesehen. Es gibt verschiedene Möglichkeiten, den BDNF-Spiegel zu erhöhen, darunter regelmäßige körperliche Aktivität, geistige Stimulation, ausreichend Schlaf und eine gesunde Ernährung.

Durch diese BDNF-Erhöhung mittels Ashwagandha kann der altersbedingte Abbau der kognitiven Funktion maßgeblich verlangsamt werden. Dafür ist folgende Dosis angebracht:

250 mg bis 600 mg pro Tag.

Starten Sie auch hier zuerst mit einer niedrigeren Dosis und steigern Sie nach und nach die Menge. Nehmen Sie Ihr Ashwagandha für 6 bis 8 Wochen ein, pausieren Sie eine Woche und beginnen Sie erneut für 6 bis 8 Wochen.

Weitere Tipps und Anregungen für die Verlangsamung des kognitiven Funktionsverlusts

Auch wenn es ein normaler Prozess ist, dass die Vergesslichkeit zu- und die Reaktionsfähigkeit abnimmt, so können sich ältere Menschen zum Ausgleich jedoch auf Besonnenheit und reichlich Erfahrung stützen. Es gibt allerdings zahlreiche Tipps für eine Verlangsamung des kognitiven Funktionsverlusts:

Seien Sie körperlich aktiv

Die sportliche Betätigung kann einen positiven Einfluss auf Ihre psychische Verfassung haben. Ausdauersport eignet sich besonders zur Entwicklung von Denkfähigkeit, Gedächtnis und Aufmerksamkeit. Abhängig von dem, was Ihnen Spaß und Freude bereitet, können Radfahren, Schwimmen oder Wandern eine gute Wahl sein.

Lernen Sie neue Dinge

Da das Gehirn neue Strukturen entwickeln muss, was Ihnen dabei hilft, gesund zu bleiben, ist es essentiell, dass Sie es mit etwas Neuem fordern. Sie können eine neue Sprache lernen, ein neues herausforderndes Spiel oder ein Handwerk. Haben Sie beispielsweise noch nie eine Torte gebacken oder einen Topflappen gehäkelt? Dann könnte jetzt der richtige Zeitpunkt sein, um dies zu lernen.

Bleiben Sie sozial verbunden

Andere Menschen zu treffen, ist der einfachste Weg, den Geist aktiv zu halten. Verabreden Sie sich beispielsweise zu einem ausgiebigen Spaziergang mit einem Freund oder einem Verwandten. Trinken Sie gemeinsam Kaffee oder laden Sie zu einem Spieleabend ein und führen Sie direkt ein neues Spiel vor.

Beschäftigen Sie Ihren Geist

Lesen Sie ein neues Buch oder holen Sie sich ein Heft mit Sudoku und Kreuzworträtseln, alles hilft Ihnen, geistig fit zu bleiben. Je größer ihre

Vielfalt, desto besser. Auch auf dem Tablet, Computer oder dem Smartphone lassen sich viele Rätsel-Programme finden. Sollten Sie Probleme im Umgang mit diesen Geräten haben, dann lernen Sie ihn.

Sorgen Sie für einen erholsamen und guten Schlaf

Schlaf hilft Ihnen nicht nur dabei, sich zu regenerieren und neue Energie für den nächsten Tag zu tanken, sondern alles, was Sie lernen, bleibt auch am besten im Gedächtnis, wenn Sie schlafen. Deshalb ist auch eine gute Nacht so wichtig, wofür Ashwagandha ebenfalls sehr bekannt ist, wie Sie wissen.

Nehmen Sie genügend Antioxidantien ein

Da oxidativer Stress maßgeblich am Alterungsprozess beteiligt ist, gilt es, diesen bestmöglich zu eliminieren. Als wirksam gelten vor allem folgende Antioxidantien:

- Vitamin B2, C und E
- Kupfer, Mangan, Selen und Zink
- Resveratrol, zu finden in Beeren und roten Trauben
- Spermidin, zu finden in Pilzen, reifen Früchten, Sojabohnen und vor allem in Weizenkeimen
- Quercetin, zu finden in Äpfeln, Beeren, Brokkoli, Grünkohl und Zwiebeln
- Curcumin, zu finden im Gewürz Kurkuma
- Anthocyane, zu finden in Heidelbeeren und vielen Gemüsesorten
- Isoflayone, zu finden in Edamame, Sojabohnen und Sojamilch, Tofu sowie Tempeh
- **Epigallocatechingallat, zu finden in grünem Tee**

- **Coenzym Q10**

Sorgen Sie für einen ausgeglichenen Säure-Basen-Haushalt

Das Geheimnis einer guten Gesundheit liegt im Säure-Basen-Haushalt des Körpers, kurz gesagt, im pH-Wert. Was Sie essen oder trinken, entscheidet letztendlich darüber, ob Sie Ihren pH-Wert, der ebenfalls sehr empfindlich ist, belasten oder unterstützen. Der pH-Wert wird immer auf einer Skala von 0 bis 14 gemessen. Wenn ein Stoff einen Wert von 7,0 hat, ist er neutral. Alles über 7,0 ist alkalisch, also basisch, und je höher der Wert, desto mehr Sauerstoff enthält es. Alles unter 7,0 ist sauer und enthält weniger Sauerstoff. Das Wort „pH" ist die Abkürzung für die englischen Wörter „potential of hydrogen", übersetzt ins Deutsche: „Wasserstoffpotenzial". Daher ist es der Gehalt an Wasserstoffionen, die in einer bestimmten Lösung vorhanden sind. Je mehr Ionen, desto saurer ist die Lösung; je weniger, desto alkalischer.

Ihr Körper fühlt sich am wohlsten, wenn er leicht alkalisch ist. Der ideale Blutwert liegt bei etwa 7,365. Ihr Blut ist der wichtigste Indikator bei der Bestimmung des pH-Wertes. Ein zu alkalischer oder zu saurer Zustand führt oft dazu, dass der Körper Signale aussendet und je nach Dauer des Ungleichgewichts leichte bis schwerere Symptome zeigen kann. Gefährlich wird es, wenn Werte über einen längeren Zeitraum unter 7,0 anhalten, da ein zu saurer Wert bedeutet, dass zu wenig Sauerstoff im Blut vorhanden ist und dadurch Ihr Zellstoffwechsel verlangsamt wird. Der Körper verarbeitet Säuren, die als Nebenprodukt der Atmung, des Zellstoffwechsels, der Zellbewegung und des Zellabbaus entstehen. Wenn Sie jedoch durch einen ungesunden Lebensstil noch einmal mehr Säure zuführen, wird es auf Dauer schwierig und der Körper ist überlastet. Die ideale Ernährung besteht zu 60 bis 80 % aus basischen Lebensmitteln und zu 20 bis 40 % aus sauren

Lebensmitteln. Allerdings ist sauer nicht gleich sauer, denn auch gesunde säuernde Lebensmittel sind wichtig für die richtige Ernährung. Dazu zählen bestimmte Getreidesorten, Nüsse und Bohnen, da sie ebenfalls hervorragende Proteinquellen sind und einen schwachen Säuregehalt aufweisen. Tierische Proteine hingegen werden als starke Säuren bezeichnet. Der Prozess ihrer Neutralisierung erfordert viel Energie und belastet zudem Nieren und Leber. Da die Nieren täglich nur eine bestimmte Menge Säure abbauen können, wird der Rest im Gewebe gespeichert. Dies nennt man „Schlacken", die mit der Zeit zu unschönen Dellen an den Beinen und am Gesäß führen können. Im Gegensatz zu starken Säuren kann der Körper schwache Säuren unbegrenzt abbauen. Daher ist es für den Körper von großer Bedeutung, ob Sie braunen Reis oder ein Steak essen. Die folgende Tabelle listet die wichtigsten basischen und sauren Lebensmittel auf, an denen Sie sich orientieren können.

Basische Lebensmittel	**Saure Lebensmittel**
Avocados	Alkohol
Alle Arten von grünem Gemüse, allen voran aber Blattgemüse wie Weißkohl, Spinat, Kohlrabiblätter, Endiviensalat, Grünkohl und Kopfsalat	Energydrinks und Limo
Basisches Wasser	Einige Hülsenfrüchte, wie Kichererbsen, Soja- und schwarze Bohnen, sind leicht säurebildend (besitzen jedoch wertvolle Bestandteile für eine gesunde Ernährung).
Grüne Smoothies und Säfte	Essig (Ausnahme Apfelessig)

Hochwertiges Weizengras	Geröstete und gesalzene Nüsse
Hülsenfrüchte, besonders Erbsen und Bohnen	Geschmacksverstärker wie Glutamat
Meeresalgen	Honig, brauner Zucker und Maissirup
Misosuppe	Industrieller Zucker und Austauschstoffe

Nüsse wie Mandeln, Leinsamen, Paranüsse und Sesamsamen	Kaffee und schwarzer Tee
Öle wie Leinöl und Hanföl	Ketchup, Senf und Mayo
Oliven in Öl	Kochsalz (Meersalz ist hier besser)
Quinoa, Amarant, Buchweizen, Hirse und Wildreis	Konservierungsstoffe
Rohe Tomaten (gekocht sind sie etwas säurebildend)	Raffiniertes Getreide, wie Weißbrot, weiße Nudeln und Reis
Sprossen	Schwermetalle und Pestizide in Lebensmitteln
Stevia (ein natürliches Süßungsmittel)	Sojasauce (sparsam verwenden)
Wurzelgemüse wie Süßkartoffeln und Kartoffeln	Stark verarbeitete Nahrung
Zitronen und Grapefruits	Tierisches Eiweiß wie Geflügel, Fisch, rotes Fleisch, Milchprodukte und Eier

	Verarbeitete Öle wie Margarine und raffinierte Pflanzenöle, Transfette und Fettersatz

SPORTLICHE LEISTUNG UND ASHWAGANDHA: EINE LEISTUNGSSTEIGERNDE KOMBINATION?

Wenn Sie gezielt Ihre körperliche Leistungsfähigkeit verbessern möchten, ist Ashwagandha eine sehr gute Wahl. Es gibt Hinweise darauf, dass es dabei helfen kann, Ausdauer und Kraft zu verbessern, und ebenso, nach dem Training die Erholung zu fördern. Wie sich Ashwagandha auf die körperliche Leistungsfähigkeit auswirkt, beruht auf verschiedenen Mechanismen. Eine Möglichkeit besteht darin, dass es die körpereigene Stickoxidproduktion erhöht, was wiederum die Durchblutung und die Sauerstoffversorgung der Muskeln verbessert. Dies kann zu einer größeren Ausdauer führen, da Ihre Muskeln effizienter arbeiten können.

Definition: Stickoxid

Stickoxid (NO) ist ein farbloses, reaktives und geruchloses Gas, das aus einem Stickstoffatom (N) und einem Sauerstoffatom (O) besteht. Es spielt im menschlichen Körper als Signalmolekül eine wichtige Rolle und erfüllt eine Reihe physiologischer Funktionen. Stickoxid wird in den Körperzellen durch spezielle Enzyme namens Stickoxidsynthase (NOS) produziert. Es gibt drei Haupttypen von NOS:

- endotheliale NOS (eNOS),
- induzierbare NOS (iNOS) und
- neuronale NOS (nNOS).

Jeder Typ kommt in unterschiedlichen Geweben und Zelltypen vor und erfüllt unterschiedliche Funktionen. Zu den wichtigsten Funktionen von Stickoxid gehören die Erweiterung der Blutgefäße und die Verbesserung der Durchblutung. Es entspannt die glatte Muskulatur in den Wänden der Blutgefäße, wodurch sie sich erweitern und den Blutfluss erhöhen. Dies ist besonders wichtig für die Regulierung des Blutdrucks und die Aufrechterhaltung einer gesunden Herz-Kreislauf-Funktion. Darüber hinaus spielt Stickoxid eine Rolle bei der Signalübertragung zwischen Nervenzellen im Gehirn, ist an der Regulierung von Lernen und Gedächtnis beteiligt und steuert Bewegungen und andere neurologische Funktionen.

Stickoxid hat auch immunmodulatorische Eigenschaften. Es kann Entzündungsreaktionen regulieren und das Immunsystem bei der Bekämpfung von Infektionen unterstützen. Unter bestimmten Umständen, beispielsweise bei einer Entzündung oder Infektion, kann iNOS aktiviert werden und große Mengen Stickoxid produzieren. Darüber hinaus spielt Stickoxid eine Rolle bei der Kommunikation zwischen Zellen des Immunsystems und anderen Geweben. Es reguliert die Aktivität von Immunzellen und verstärkt die Abwehrreaktion des Körpers gegen Krankheitserreger. Es ist wichtig, zu erwähnen, dass ein Ungleichgewicht in der körpereigenen Stickoxidproduktion zu vielen gesundheitlichen Problemen führen kann. Beispielsweise kann ein Stickoxidmangel zu einer schlechten Durchblutung, verstärkten Entzündungen und einer beeinträchtigten Immunfunktion führen. Andererseits kann eine Überproduktion von Stickoxid bei bestimmten Erkrankungen schädlich sein, beispielsweise bei chronischen Entzündungen, Autoimmunerkrankungen und neurodegenerativen Erkrankungen.

Insgesamt ist Stickoxid ein wichtiges Signalmolekül im Körper mit vielen verschiedenen Funktionen. Eine ausgewogene Produktion von Stickstoffmonoxid ist für die Gesundheit und optimale Funktion des

Körpers von entscheidender Bedeutung. Weiterhin verbessert Ashwagandha die Muskelregeneration nach dem Training, was zu einer schnelleren Regeneration und einem geringeren Verletzungsrisiko führen kann. Es wurden viele klinische Untersuchungen durchgeführt, die die Auswirkungen von Ashwagandha auf die körperliche Leistungsfähigkeit untersuchten. 57 krafttrainierte Teilnehmer nahmen an einer Studie teil, die zeigte, dass die achtwöchige Einnahme von Ashwagandha die Muskelkraft im Vergleich zu einer Placebogruppe deutlich steigerte. In einer weiteren Studie mit 50 Ausdauersportlern zeigte Ashwagandha eine deutliche Verbesserung der Ausdauer im Vergleich zur Placebogruppe.

Wenn Sie Ashwagandha zur Verbesserung Ihrer körperlichen Leistungsfähigkeit verwenden möchten, sollten Sie es vorsichtig einnehmen und auf die richtige Dosierung achten. Es ist auch wichtig, sicherzustellen, dass keine Kontraindikationen für andere Medikamente vorliegen, die Sie einnehmen. Darüber hinaus ist es nicht nur damit getan, Ashwagandha einzunehmen und sonst nichts am Lebensstil zu verändern, sondern beides miteinander zu kombinieren. Nur so können die besten Ergebnisse auch zustande kommen.

Wirkung von Ashwagandha auf die körperliche Leistung und die Regeneration

Wenn Sie regelmäßig Sport treiben oder sich bewegen, ist es wichtig, Ihrem Körper genügend Zeit zur Erholung zu geben, um Verletzungen oder Übertraining zu vermeiden. Hier kommt Ashwagandha ins Spiel, denn dieses wirksame Adaptogen hilft Ihnen, Ihre körperliche Leistungsfähigkeit zu verbessern, und fördert zur gleichen Zeit die Erholung nach dem Training. Ashwagandha hilft, durch intensives Training verursachte Entzündungen zu reduzieren und den Blutzucker und die Hormone zu regulieren. Dies sind alles Faktoren, die Ihre sportliche

Leistung und Erholung beeinflussen. In einer Studie mit gesunden Erwachsenen, die Krafttraining durchführten, wurden die Teilnehmer in zwei Gruppen eingeteilt. Eine Gruppe erhielt ein Ashwagandha-Extrakt und die andere Gruppe erhielt ein Placebo. Die Ashwagandha-Gruppe zeigte im Vergleich zur Placebo-Gruppe eine deutlich erhöhte Muskelkraft und einen geringeren Muskelverlust. Weiterhin trägt Ashwagandha dazu bei, die Erholung nach dem Training zu beschleunigen. Eine Studie mit Sportlern ergab, dass sich diejenigen, die Ashwagandha einnahmen, schneller von Müdigkeit und Muskelschmerzen erholten als diejenigen, die kein Ashwagandha einnahmen. Insgesamt gibt es immer mehr Hinweise darauf, dass Ashwagandha für Sportler und körperlich aktive Menschen eine nützliche Ergänzung zur Verbesserung ihrer körperlichen Leistungsfähigkeit und Erholung sein kann.

DOSIERUNG UND ANWENDUNGSEMPFEHLUNG FÜR ATHLETEN

Wenn Sie Ihre körperliche Leistungsfähigkeit verbessern möchten, ist Ashwagandha für Sie eine natürliche und gute Wahl. Möchten Sie Ashwagandha zur Unterstützung Ihrer körperlichen Leistungsfähigkeit verwenden, ist es immer ratsam, dass Sie sich an die empfohlene Dosierung halten. Einige Hersteller unterscheiden sich in der Dosierung, weshalb diese variieren kann, eine typische Dosierungsempfehlung ist jedoch die Einnahme von

500 bis 600 mg Ashwagandha-Extrakt pro Tag.

Nehmen Sie das Ashwagandha etwa 30 bis 60 Minuten vor dem Training ein. Dadurch hat Ihr Körper genügend Zeit, die Wirkstoffe aufzunehmen und die positive Wirkung zu entfalten. Bedenken Sie jedoch, dass der Körper individuell reagiert und möglicherweise Anpassungen erforderlich sind, um den optimalen Dosierungszeitpunkt zu finden, probieren Sie sich da am besten etwas durch. Es kann auch hilfreich sein, Ashwagandha mit einer Mahlzeit zu kombinieren, um Magenverstimmungen vorzubeugen. In diesem Fall beachten Sie die Verdauungszeit von zwei Stunden, bevor Sie Ihr Training beginnen.

Bedenken Sie jedoch, dass Ashwagandha allein möglicherweise nicht ausreicht, um die körperliche Leistungsfähigkeit deutlich zu verbessern. Für Ihre körperliche Fitness sowie den Erhalt dieser sind eine gesunde und reichhaltige Ernährung, guter Schlaf und regelmäßige Bewegung ebenfalls sehr wichtig.

Ashwagandha und seine Bedeutung im Kraftsport

Ashwagandha hat in den vergangenen Jahren im Krafttraining große Aufmerksamkeit erlangt, aufgrund seiner Fähigkeit, die sportliche Leistung, aber auch den Testosteronspiegel bei Männern zu verbessern.

Bei Sportlern ist es zu einem immer beliebteren Nahrungsergänzungsmittel geworden, auch, weil es vielversprechende Untersuchungen gibt, die deutlich zeigten, dass Ashwagandha die Muskelkraft und Ausdauer steigern kann. Ashwagandha kann Ihnen ebenso dabei helfen, härter zu trainieren und sich schneller zu erholen, was zu einer insgesamt verbesserten sportlichen Leistung führt.

Die empfohlenen Ashwagandha-Dosierungen variieren je nach Verwendungszweck. Wenn Sie Ashwagandha zur Verbesserung Ihrer sportlichen Leistung einnehmen möchten, sollten Sie eine Tagesdosis von 500 bis 600 mg einnehmen. Bedenken Sie jedoch, dass es für optimale Ergebnisse am besten ist, Ashwagandha regelmäßig und schrittweise einzunehmen.

Ein weiterer interessanter Effekt von Ashwagandha im Krafttraining ist seine Fähigkeit, den Testosteronspiegel bei Männern deutlich zu steigern. Studien bewiesen die Erhöhung des Testosteronspiegels bei Männern, was zu mehr Muskelmasse und Kraft führen kann. Insgesamt bietet Ashwagandha vielversprechende Krafttrainingsvorteile zur Verbesserung der sportlichen Leistung und des Testosteronspiegels bei Männern. Daher kann Ashwagandha immer ein wichtiger Bestandteil Ihrer Nahrungsergänzungsmittel sein.

Erfahrungen von Sportlern, die Ashwagandha einnehmen

Heutzutage sind immer mehr Sportler auf der Suche nach natürlichen Wegen, um die Leistung zu verbessern und die sportlich gesetzten Ziele zu erreichen. In den letzten Jahren hat Ashwagandha die Aufmerksamkeit zahlreicher Sportler auf sich gezogen. Viele Athleten machen positive Erfahrungen mit Ashwagandha und berichten von Verbesserungen ihrer körperlichen und geistigen Leistungsfähigkeit. Dabei hilft Ashwagandha, die Ausdauer, Kraft und Erholung zu verbessern. Sie berichteten von einer gesteigerten Muskelkraft, einer besseren aeroben Kapazität und einer schnelleren Erholung nach hochintensiven Trainingseinheiten. Da Ashwagandha auch die Fähigkeit besitzt, die kognitiven Funktionen zu verbessern, berichten Sportler von erhöhter Konzentration, geistiger Klarheit und schnelleren Reaktionen während des Trainings und Wettkampfs.

Bericht 1:

„Ich bin ein professioneller Marathonläufer und suche immer wieder nach anderen Möglichkeiten, damit ich meine Leistung und Ausdauer verbessern kann. Ich begann vor ein paar Monaten, Ashwagandha als Nahrungsergänzungsmittel zu verwenden, nachdem ich von den potenziellen Vorteilen für Sportler erfahren hatte. Ich war sehr überrascht über die Ergebnisse. Meine Trainingszeiten verbesserten sich deutlich und ich konnte längere Strecken mit weniger Ermüdung laufen. Ashwagandha hilft mir, schneller zu regenerieren und meine Muskeln zu stärken. Mittlerweile ist es ein fester Bestandteil meines Trainingsplans geworden."

Bericht 2:

„Sportlich bin ich sehr aktiv, vor allem im Gewichteheben. Ich wollte einen natürlichen Weg finden, meine Kraft und Muskelmasse zu steigern. Nachdem ich viel über die Vorteile von Ashwagandha gelesen hatte, beschloss ich, es auszuprobieren. Während meines Trainings bemerkte ich deutliche Verbesserungen bei Kraft und Ausdauer. Meine Muskeln wurden stärker und ich konnte schwerere Gewichte heben als zuvor. Darüber hinaus hilft mir Ashwagandha auch dabei, mich nach intensiven Trainingseinheiten schneller zu erholen. Es hatte definitiv einen positiven Einfluss auf meine sportlichen Ergebnisse."

Bericht 3:

„Als Triathlet habe ich besonders hohe Anforderungen an mich selbst, mir ist es sehr wichtig, dass ich körperlich und geistig fit bin. Vor einiger Zeit begann ich mit der Einnahme von Ashwagandha, um meine kognitiven Fähigkeiten zu verbessern. Während des Trainings und Wettkampfs bemerkte ich eine deutliche Steigerung der Konzentration und der geistigen Klarheit. Meine Reaktionszeit wurde schneller und mein Fokus war bei den verschiedenen Triathlons viel klarer. Ashwagandha half mir maßgeblich bei der Steigerung der geistigen Energie und der Aufrechterhaltung meiner Spitzenleistungen."

Bericht 4:

„Auf dem Tennisplatz ist es für mich wichtig, schnell zu denken und kluge Entscheidungen zu treffen. Ich begann mit der Einnahme von Ashwagandha, um meine kognitiven Fähigkeiten zu verbessern. Ich bemerkte eine Verbesserung meiner Konzentration und meines Arbeitsgedächtnisses. Ich kann mich besser auf die Bewegungen meines Gegners konzentrieren und Entscheidungen schneller treffen. Darüber hinaus hilft mir Ashwagandha auch, mit Stress umzugehen und auch in schwierigen Situationen ruhig zu bleiben. Es hatte auf jeden Fall einen positiven Einfluss auf meine sportliche Leistung als Tennisspieler."

Hashimoto und Autoimmun-erkrankungen

Ashwagandha ist nicht nur für alle bisher genannten Symptome, Beschwerden und Probleme ein sehr wirksames Mittel, sondern auch aufgrund seiner potenziellen gesundheitlichen Vorteile für das endokrine System und das Immunsystem immer mehr im Kommen.

Bei einer Autoimmunerkrankung, wie die Hashimoto-Thyreoiditis, greift das Immunsystem versehentlich gesunde Zellen und Gewebe im Körper an. Bei der Hashimoto-Krankheit rebelliert das Immunsystem gegen die Schilddrüse und verursacht Entzündungen und Gewebeschäden. Im ungünstigen Fall führt dies zu einer Schilddrüsenunterfunktion mit folgenden Symptomen:

- Gewichtszunahme,
- Haarverlust,
- permanente Erschöpfung und
- Stimmungsschwankungen.

Bei der Behandlung von Autoimmunerkrankungen wie der Hashimoto-Krankheit wird häufig ein Schilddrüsenhormon zur Regulierung des Hormonspiegels eingesetzt. Allerdings können ergänzende Therapien wie Ashwagandha eingesetzt werden, um das Immunsystem zu bekräftigen und Entzündungen zu lindern. Es wird angenommen, dass die Wirkstoffe in Ashwagandha dazu beitragen können, die Aktivität des Immunsystems zu regulieren und übermäßige Immunreaktionen zu reduzieren. Es kann bei Autoimmunerkrankungen wie der Hashimoto-Krankheit hilfreich sein, da es hilft, Schilddrüsenentzündungen zu reduzieren, das Immunsystem zu beruhigen und außerdem den Hormonhaushalt zu verbessern. Durch die Senkung des Cortisolspiegels trägt Ashwagandha dazu bei, das endokrine System auszugleichen und Entzündungen zu reduzieren. Es ist jedoch wichtig, zu bedenken, dass Ashwagandha kein Allheilmittel gegen die Hashimoto-Krankheit und andere Autoimmunerkrankungen ist und nicht zur alleinigen Behandlung dient. Sollten Sie bereits Medikamente einnehmen, sprechen Sie auch in diesem Fall wieder mit Ihrem Arzt über Ashwagandha.

HASHIMOTO-THYREOIDITIS UND IHRE AUSWIRKUNGEN AUF DIE SCHILDDRÜSE

Hashimoto-Thyreoiditis, auch Hashimoto-Krankheit oder chronische lymphatische Thyreoiditis genannt, ist eine Autoimmunerkrankung, bei der das Immunsystem die Schilddrüse angreift und schädigt. Dies ist die häufigste Ursache einer Unterfunktion der Schilddrüse, die als Hypothyreose bezeichnet wird. Wie eine Hashimoto-Thyreoiditis entsteht und worin die Ursache begraben liegt, konnte bislang nicht vollständig aufgeklärt werden. Ärzte und Wissenschaftler glauben, dass es ein Zusammenspiel zwischen genetischen und umweltbedingten Faktoren gibt, die als Ursachen in Frage kommen. Bei genetisch veranlagten Personen können bestimmte Auslöser dazu führen, dass das

Immunsystem die Schilddrüse angreift, sei es eine Infektion oder ein Ungleichgewicht der Hormone.

Definition: Schilddrüsenunterfunktion und Schilddrüsenüberfunktion

Eine Schilddrüsenunterfunktion, auch Hypothyreose genannt, entsteht, wenn die Schilddrüse nicht genügend Schilddrüsenhormone wie Tetrajodthyronin (T4) und Trijodthyronin (T3) produziert.
Die Schilddrüse befindet sich im Bereich des Halses und ist eine Drüse, die Hormone produziert. Diese Hormone regulieren den Stoffwechsel und andere wichtige Körperfunktionen. Eine Hypothyreose verursacht viele Symptome, darunter

- Schlappheit,
- Gewichtszunahme,
- empfindlich gegenüber Kälte und
- depressive Verstimmung.

Eine Schilddrüsenüberfunktion wiederum, auch Hyperthyreose genannt, entsteht, wenn die Schilddrüse zu viel Schilddrüsenhormone wie das T4 und das T3 produziert. Dies kann zu einem beschleunigten Stoffwechsel und einer Überreizung des Körpers führen. Eine Hyperthyreose geht mit folgenden Symptomen einher:

- Gewichtsverlust bei gleichzeitig gesteigertem Appetit,
- Nervosität,
- Schlafstörungen,
- schneller Herzschlag und
- übermäßiges Schwitzen.

Sowohl Hypothyreose als auch Hyperthyreose können unterschiedliche Ursachen haben. Die Hashimoto-Thyreoiditis gehört zu den häufigsten Ursachen der Hypothyreose. Weitere Ursachen können Jodmangel, bestimmte Medikamente oder eine angeborene Hypothyreose sein. Die häufigste Ursache für eine Schilddrüsenüberfunktion ist Morbus Basedow, eine Autoimmunerkrankung, bei der das Immunsystem Antikörper produziert, die die Schilddrüse stimulieren, was dazu führt, dass die Schilddrüse zu viele Hormone produziert. Weitere Ursachen können gutartige oder bösartige Schilddrüsentumore und eine Schilddrüsenentzündung sein.
Die Diagnose einer Hypothyreose oder Hyperthyreose erfolgt normalerweise durch eine Blutuntersuchung zur Überprüfung des Hormonspiegels. Abhängig vom Ergebnis können weitere Untersuchungen wie Ultraschall oder Szintigraphie durchgeführt werden, um die genaue Ursache zu ermitteln.

Bei der Behandlung einer Hypothyreose werden häufig Schilddrüsenhormone eingesetzt, um den Hormonspiegel im Körper auszugleichen. Bei der Schilddrüsenüberfunktion gibt es viele Behandlungsmöglichkeiten, darunter Medikamente, die die Hormonproduktion blockieren, eine Therapie mit radioaktivem Jod oder in einigen Fällen eine chirurgische Entfernung der Schilddrüse.

Bei der Hashimoto-Thyreoiditis produziert das Immunsystem Antikörper gegen verschiedene Bestandteile der Schilddrüse, insbesondere das Enzym Schilddrüsenperoxidase (TPO). Diese Antikörper führen zu einer Thyreoiditis und einer allmählichen Zerstörung des Schilddrüsengewebes. Die Folge davon ist, dass die Schilddrüsenhormonproduktion gestört wird und es zu einer Hypothyreose kommt. Die Symptome, unter denen ein Betroffener leidet, können sich bei jedem Einzelnen unterscheiden, meistens sind es jedoch

- Abgeschlagenheit,

- Haarverlust,
- Gedächtnisprobleme,
- Gewichtszunahme,
- schlechte Laune,
- trockene Haut und
- Verstopfung.

Da diese Symptome unspezifisch sein können, wird die Diagnose meist nur gestellt, wenn eine Hypothyreose bereits vorliegt.

Diagnose der Hashimoto-Thyreoiditis

Die Diagnose einer Hashimoto-Thyreoiditis wird normalerweise auf der Grundlage einer Kombination aus klinischen Symptomen, körperlicher Untersuchung und spezifischen Labortests gestellt. Zu den häufigsten Diagnoseschritten gehört allen voran die Anamnese. Der behandelnde Arzt stellt ausführlich Fragen, um einen Einblick in die individuelle Krankengeschichte zu erhalten und etwaige genetische Veranlagungen ein- beziehungsweise ausschließen zu können. Es ist wichtig, alle Symptome zu erwähnen, die auf eine Hypothyreose hinweisen könnten. Danach folgt die körperliche Untersuchung, dabei wird der Arzt Ihre Schilddrüse untersuchen und nach Veränderungen oder Vergrößerungen suchen. Bei der Hashimoto-Thyreoiditis kann die Größe der Schilddrüse normal, vergrößert oder sogar verkleinert sein, daher werden, zur Überprüfung des Hormonspiegels im Körper, Blutuntersuchungen durchgeführt. Zu den wichtigsten Tests gehören die Messung des Schilddrüsen-stimulierenden Hormons (TSH), des freien Thyroxins (fT4) und der Antikörper gegen Schilddrüsenperoxidase (TPO-AK). Erhöhte TSH-Werte in Kombination mit erhöhten TPO-Antikörpern lassen auf eine Hashimoto-Thyreoiditis schließen.

Ein weiterer wichtiger Schritt ist eine Ultraschalluntersuchung der Schilddrüse, um deren Größe und Struktur genauer zu beurteilen. Dies kann helfen, andere Schilddrüsenerkrankungen auszuschließen.

Die Diagnose einer Hashimoto-Thyreoiditis kann manchmal schwierig sein, da die Symptome unspezifisch sein können und sich erst mit der Zeit entwickeln. Wenn also der Verdacht auf eine Schilddrüsenunterfunktion besteht, sollten Sie mit Ihrem Arzt sprechen und alle notwendigen Tests durchführen lassen. Eine frühzeitige Diagnose und Behandlung können dazu beitragen, Komplikationen vorzubeugen und die Lebensqualität zu verbessern.

Behandlung der Hashimoto-Thyreoiditis

Bei der Behandlung der Hashimoto-Thyreoiditis werden häufig Schilddrüsenhormone eingesetzt, um den Hormonspiegel im Körper auszugleichen. Dies kann helfen, den Stoffwechsel zu normalisieren und die Symptome einzudämmen. Darüber hinaus können Sie weitere Maßnahmen ergreifen, um Ihr Immunsystem zu unterstützen und Entzündungen zu reduzieren, wie zum Beispiel eine gesunde Ernährung, Stressbewältigung und ergänzende Therapien wie Ashwagandha. Bedenken Sie, dass die Hashimoto-Thyreoiditis eine chronische Erkrankung ist und eine lebenslange Behandlung erfordert. Regelmäßige Kontrolluntersuchungen beim Arzt sind notwendig, um den Hormonspiegel zu überwachen und gegebenenfalls die Medikamente anzupassen.

Zusammenhang zwischen Hashimoto und Autoimmunerkrankungen

Ob es einen genauen Zusammenhang zwischen Hashimoto-Thyreoiditis und anderen Autoimmunerkrankungen gibt, kann derzeit noch nicht zu einhundert Prozent gesagt werden. Ärzte vermuten jedoch, dass eine genetische Veranlagung für Autoimmunerkrankungen Menschen anfälliger für viele Arten von Autoimmunerkrankungen machen kann. Bei Menschen mit einer genetischen Veranlagung kann ein bestimmter Auslöser wie eine Infektion, hormonelle Veränderungen oder Stress dazu führen, dass das Immunsystem die Schilddrüse angreift und eine Hashimoto-Thyreoiditis entwickelt. Menschen mit Hashimoto-Thyreoiditis leiden dabei auch häufig an anderen Autoimmunerkrankungen. Ist ein Patient von der Hashimoto-Krankheit betroffen, können daneben andere Autoimmunerkrankungen wie

- rheumatoide Arthritis,
- Multiple Sklerose,
- Psoriasis,
- systemischer Lupus erythematodes,
- Zöliakie und
- Typ-1-Diabetes

auftreten oder bereits bestehen. Dies deutet darauf hin, dass es möglicherweise Mechanismen oder gemeinsame genetische Faktoren gibt, die das Risiko verschiedener Autoimmunerkrankungen erhöhen.

ASHWAGANDHA ALS POTENZIELLE UNTERSTÜTZUNG BEI AUTOIMMUNERKRANKUNGEN

Ashwagandha gilt als potenzielle Quelle zur Unterstützung von Autoimmunerkrankungen. Da die Untersuchungen ergaben, dass Ashwagandha entzündungshemmende Eigenschaften hat und das Immunsystem, wie zum Beispiel die T-Zellen, reguliert, kann es bei der Behandlung von Autoimmunerkrankungen nützlich sein. Dies ist besonders vorteilhaft, da wiederum bestimmte Immunzellen bei der Entwicklung von Autoimmunerkrankungen beteiligt sind und Ashwagandha dazu beiträgt, das Immunsystem wieder ins Gleichgewicht zu bringen, und eine übermäßige Immunantwort verhindert. Daneben wurde in einer Untersuchung festgestellt, dass es auch die Antikörperproduktion reduziert. Antikörper sind vom Immunsystem produzierte Proteine, die an der Entstehung von Autoimmunerkrankungen beteiligt sein können.

Definition: T-Zellen

T-Zellen sind ein wichtiger Bestandteil des adaptiven Immunsystems im Blut. Sie bilden eine kleine Gruppe weißer Blutkörperchen, genannt Leukozyten. Diese gehören verschiedenen Untergruppen an:

- Granulozyten,
- Monozyten,
- Lymphozyten.

Die Lymphozyten werden wiederum in B-Lymphozyten, genannt B-Zellen, und T-Lymphozyten, genannt T-Zellen, unterteilt. Während B-Zellen eine wichtige Rolle bei der humoralen Immunantwort spielen, sind T-Zellen bei der zellulären Immunantwort wichtig und koordinieren verschiedene Reaktionen des Immunsystems. Die zelluläre Immunantwort ist für die Neutralisierung erkrankter Zellen verantwortlich. Bevor eine T-Zelle ihre Aufgabe erfüllen kann, muss sie zunächst aktiviert werden, um erkrankte Zellen im Körper zu erkennen. Dabei lernen T-Zellen von anderen Abwehrzellen wie den Makrophagen. Durch diesen Austausch erhält die T-Zelle Informationen über sogenannte Antigene. Anhand dieser Informationen können T-Zellen erkrankte Zellen im Körper erkennen.

Untersuchungen konnten belegen, dass Ashwagandha die Symptome von Autoimmunerkrankungen wie rheumatoider Arthritis und Hashimoto-Thyreoiditis lindert, und obwohl Ashwagandha auf die Schilddrüse eine positive Wirkung hat, sollte immer beachtet werden, dass die Pflanze bei Menschen mit Hyperthyreose die Schilddrüsenaktivität erhöhen kann, was eine Verschlechterung der Symptome zur Folge haben kann. Des Weiteren ist es so, dass Menschen, die an einer Autoimmunerkrankung leiden, mit Ashwagandha in der Anwendung vorsichtig sein sollten. Ashwagandha hat immunstimulierende Eigenschaften, was bedeutet, dass es das Immunsystem aktivieren und stärken kann. Bei Autoimmunerkrankungen, bei denen das Immunsystem bereits überaktiv ist und gegen körpereigene Gewebe kämpft, kann eine zusätzliche Stimulation des Immunsystems zu einer Verschlimmerung der Symptome führen.

Wie Autoimmunerkrankungen entstehen

Das Immunsystem muss gefährliche oder körperfremde Stoffe zunächst erkennen, bevor es den Körper davor schützen kann. Zu diesen Substanzen gehören unter anderem

- Bakterien,
- Viren,

- Parasiten wie Würmer,
- einige Krebszellen und
- transplantierte Organe und Gewebe.

Diese Substanzen enthalten Moleküle, die vom Immunsystem erkannt werden und eine Reaktion des Immunsystems auslösen können. Die Moleküle werden auch Antigene genannt. Antigene können sich im Inneren der Zelle oder auf ihrer Oberfläche befinden, aber auch Teil eines Virus sein. Einige Antigene, wie zum Beispiel Pollen oder Nahrungspartikel, können eigenständig existieren.

Wenn bestimmte weiße Blutkörperchen wie die T-Zellen, aber auch die B-Zellen auf ein Antigen treffen, lernen sie, das Antigen anzugreifen und so den Körper vor dem potenziell schädlichen Antigen zu schützen. Die B-Zellen produzieren Antikörper, die einen der wichtigsten Immunabwehrmechanismen des Körpers gegen Antigene darstellen. Antikörper binden stark an ein bestimmtes Antigen und markieren es, um es direkt anzugreifen oder zu neutralisieren. Der Körper produziert Tausende verschiedener Antikörper. Jedes vorhandene Antigen verfügt über einen spezifischen Antikörper. Zellen des Immunsystems erinnern sich an ein bestimmtes Antigen, sodass sie es beim nächsten Mal effektiver angreifen können.

Die Gewebezellen des Körpers können auch Antigene enthalten. Normalerweise reagiert das Immunsystem nur auf Antigene aus fremden oder gefährlichen Substanzen und nicht auf Antigene aus körpereigenem Gewebe. Manchmal kann es jedoch auch zu einer Fehlfunktion kommen und das Immunsystem kann Antigene aus dem Körpergewebe als fremd erkennen und Antikörper, sogenannte Autoantikörper oder Immunzellen, produzieren, um dagegen anzukämpfen. Sie greifen bestimmte Zellen oder Gewebe des Körpers an, weil sie auf diese ausgerichtet sind. Diese Immunreaktion wird auch als Autoimmunreaktion bezeichnet. Dies führt zu Entzündungen und Gewebe-

schäden, was eine Autoimmunerkrankung begründen kann. Allerdings produzieren viele Menschen nur geringe Mengen an Autoantikörpern, sodass es nicht zu einer Autoimmunerkrankung kommt. Das Vorhandensein von Autoantikörpern im Blut bedeutet nicht, dass eine Person an einer Autoimmunerkrankung leidet.
Es gibt viele verschiedene Autoimmunerkrankungen. Zu den häufigsten Autoimmunerkrankungen zählen

- Morbus Basedow,
- rheumatoide Arthritis,
- Hashimoto-Thyreoiditis,
- Diabetes Typ 1,
- systemischer Lupus erythematodes und
- Vaskulitis.

Weitere Krankheiten, die als Autoimmunerkrankungen gelten, sind

- Addison-Krankheit,
- Polymyositis,
- Sjögren-Syndrom,
- fortschreitende systemische Sklerose,
- viele Fälle von Nierenentzündungen und
- einige Formen von Unfruchtbarkeit.

Ursachen von Autoimmunerkrankungen

Autoimmunreaktionen können auf verschiedene Weise ausgelöst werden:

- Beispielsweise wird die normale Materie im Körper durch Viren, Medikamente, Sonnenlicht oder Strahlung verändert. Die veränderte Substanz kann dann vom Immunsystem als fremd angesehen werden. Ein Virus kann beispielsweise eine Zelle im Körper infizieren und verändern. Eine mit einem Virus infizierte Zelle stimuliert das Immunsystem, welches daraufhin einen Angriff startet.

- Ein Fremdstoff, der einem natürlich vorkommenden Stoff im Körper ähnelt, gelangt auf verschiedene Weise in den Körper. Das Immunsystem kann versehentlich nicht nur eine fremde Substanz, sondern auch die körpereigene angreifen. Beispielsweise können Bakterien, die Mandelentzündungen verursachen, Antigene haben, die denen menschlicher Herzzellen ähneln. In seltenen Fällen kommt es nach einer Halsentzündung zu einem Angriff des Immunsystems auf das Herz (diese Reaktion ist ein Zeichen für rheumatisches Fieber).

- Zellen, die die Produktion von Antikörpern steuern, funktionieren möglicherweise nicht richtig und produzieren beschädigte Antikörper, die bestimmte Zellen im Körper angreifen.

- T-Zellen, die an der Immunantwort beteiligt sind, können ebenfalls defekt werden und die Körperzellen schädigen. Eine vom Körper produzierte Substanz, die normalerweise nur in einem bestimmten Bereich vorkommt und daher für das Immunsystem nicht verfügbar ist, gelangt in den Blutkreislauf. Beispielsweise kann ein Schlag auf das Auge dazu führen, dass Flüssigkeit aus dem Augapfel in den Blutkreislauf gelangt. Die Flüssigkeit regt das Immunsystem an, das Auge als fremd zu erkennen und anzugreifen.

Es ist oft nicht bekannt, warum etwas bei einem Menschen eine Autoimmunreaktion oder Krankheit auslöst und bei einem anderen nicht. Die genetischen Faktoren können manchmal eine Rolle spielen. Manche Menschen haben Gene, die sie anfälliger für Autoimmunerkrankungen machen. Genetische Faktoren stellen eher eine leicht erhöhte

Anfälligkeit für Autoimmunerkrankungen dar als eine Erbkrankheit. Bei anfälligen Menschen kann eine einfache Erkrankung die vollständige Entwicklung einer Autoimmunerkrankung beschleunigen.

Erfahrungen von Hashimoto-Patienten mit Ashwagandha

Zur Behandlung von Hashimoto, sowie den Begleiterscheinungen, gibt es einige Menschen, die Ashwagandha anwenden und sehr positiv über die Wirkungsweise berichten. Nachfolgend einige Berichte Betroffener:

Bericht 1:

„Bei mir wurde vor vielen Jahren die Hashimoto-Krankheit diagnostiziert und deswegen habe ich schon sehr viele verschiedene Medikamente ausprobiert, um meine Symptome zu lindern. Vor ein paar Monaten habe ich beschlossen, Ashwagandha als Ergänzung zu meinen Medikamenten einzunehmen, und muss ehrlich gestehen, dass die Ergebnisse sehr zufriedenstellend sind. Durch die regelmäßige Einnahme von Ashwagandha fühle ich mich energiegeladener und meine Müdigkeit wird deutlich reduziert. Auch meine Stimmungsschwankungen haben sich verbessert und ich fühle mich insgesamt ausgeglichener. Ich kann Ashwagandha auf jeden Fall empfehlen."

Bericht 2:

„Durch meine Hashimoto-Krankheit habe ich oft Angstzustände und Schlafstörungen zu bewältigen. Nachdem ich viele positive Bewertungen über Ashwagandha gehört hatte, beschloss ich, es auszuprobieren. Nach einer Weile bemerkte ich, dass sich meine Schlafqualität verbesserte. Ich begann besser zu schlafen und wachte morgens ausgeruhter auf. Auch meine Ängste lassen nach und ich fühle mich oft ruhiger und entspannter. Ashwagandha hat mir wirklich geholfen, meine Symptome unter Kontrolle zu bringen."

Bericht 3:

„Seit bei mir vor zwei Jahren die Hashimoto-Krankheit diagnostiziert wurde, habe ich viele verschiedene Nahrungsergänzungsmittel ausprobiert, um mein Energieniveau zu steigern und meine Schilddrüsenfunktion zu unterstützen. Ashwagandha ist eines der Produkte, die ich ausprobiert habe, und es hat mir wirklich geholfen. Seitdem fühle ich mich weniger müde und habe mehr Energie im Alltag. Auch meine Konzentration verbesserte sich. Ashwagandha ist zu einem wichtigen Bestandteil meines täglichen Lebens geworden."

Bericht 4:

„Ich leide seit vielen Jahren an der Hashimoto-Krankheit und hatte immer mit Gewichtszunahme zu kämpfen. Nachdem ich viel Positives gelesen hatte, wie sich Ashwagandha auf den Stoffwechsel auswirkt, beschloss ich, es auszuprobieren. Nach regelmäßiger Einnahme von Ashwagandha bemerkte ich eine Verbesserung meines Stoffwechsels. Mein Gewicht ist stabiler geworden und ich habe weniger Probleme mit unkontrollierten Gewichtsschwankungen. Ich bin mit den Ergebnissen sehr zufrieden und werde Ashwagandha weiterhin als Ergänzung zu meiner Behandlung verwenden."

Klinische Studien zu Ashwagandha und Autoimmunerkrankungen

Studie zu rheumatoider Arthritis

In einer randomisierten, placebokontrollierten Studie wurden 60 Patienten mit rheumatoider Arthritis in zwei Gruppen eingeteilt. Gruppe A, bei welcher es sich um die Versuchsgruppe handelte, erhielt 90 Tage lang zweimal täglich 7 mg Ashwagandha-Extrakt. Gruppe B, die

Kontrollgruppe, erhielt ein Placebo. Das Ergebnis zeigte, dass die morgendliche Steifigkeit bei Gruppe A deutlich reduziert war. Die Einnahme von Ashwagandha minimierte zudem die Schmerzen und Schwellungen.

Studie zu einer Schilddrüsenerkrankung

8 Wochen lang nahmen 50 Patienten, in einer speziellen Untersuchung, täglich 600 mg Ashwagandha-Wurzelextrakt ein. Die Probanden hatten erhöhte Serumspiegel des Schilddrüsen-stimulierenden Hormons TSH, was auf eine Schilddrüsenfunktionsstörung hindeutete. Die Einnahme von Ashwagandha senkte den Spiegel des Schilddrüsenhormons deutlich.

RATSCHLÄGE ZUR VERWENDUNG VON ASHWAGANDHA BEI AUTOIMMUNERKRANKUNGEN

Obwohl es bereits einige Studien gibt, die die positive Wirkung von Ashwagandha bei Autoimmunerkrankungen belegen, sollte die Heilpflanze nicht ohne fachärztlichen Rat eingenommen werden. Es wurde bereits erwähnt, dass Ashwagandha einen direkten Einfluss auf das Immunsystem hat und somit die Aktivität, aber auch die Entzündungswerte im Körper erhöhen kann. Hinzu kommt, dass oftmals bereits anderweitig Medikamente gegen die Autoimmunerkrankung eingenommen werden und diese in Wechselwirkung mit Ashwagandha treten können. Egal, unter welcher Immunkrankheit ein Patient leidet, kann Ashwagandha zwar eine großartige Unterstützung sein, aber dennoch zu möglichen Nebenwirkungen führen.
Allgemein gilt eine Dosierung bei Autoimmunerkrankungen von

250 bis 500 mg Ashwagandha pro Tag.

Die Dosis sollte hier bestenfalls bei 250 mg beginnen und erst nach und nach gesteigert werden, sofern keine auffälligen Nebenwirkungen oder Anzeichen vom Körper auftreten. Dennoch sollten Sie sich diesen Rat zu Herzen nehmen, immer erst mit Ihrem behandelnden Arzt zu sprechen, bevor Sie eigenhändig eine Selbsttherapie mit Ashwagandha vornehmen.

Kombination von Ashwagandha mit anderen Therapien

Haben Sie mit Ihrem Arzt über eine Einnahme von Ashwagandha gesprochen, kann es als Ergänzung zu anderen Therapien bei Autoimmunerkrankungen verwendet werden. Einige mögliche Therapien und Ansätze, die mit Ashwagandha kombiniert werden könnten, sind die folgenden.

Ernährungsumstellung

Wie so vieles, wirkt sich auch eine gesunde Ernährung positiv auf Autoimmunerkrankungen aus. Viel frisches Gemüse und Obst, Vollkornprodukte und auch gesunde Fette, wie ein gutes Leinsamenöl, kräftigen das Immunsystem und reduzieren Entzündungen. Folgende Lebensmittel sind bei Autoimmunerkrankungen sehr hilfreich und unterstützend:

- Entzündungshemmende Lebensmittel: Wie der Name schon sagt, hemmen bestimmte Lebensmittel chronische Entzündungen im Körper, die mit vielen Autoimmunerkrankungen einhergehen. Dazu gehören Lebensmittel wie Beeren, grünes blättriges Gemüse, Fisch, Nüsse und Gewürze wie Kurkuma und Ingwer.

- Lebensmittel, die reich an Antioxidantien sind: Antioxidantien tragen dazu bei, oxidativen Stress im Körper zu reduzieren, der häufig durch Autoimmunerkrankungen verstärkt wird. Obst und Gemüse wie Beeren, Zitrusfrüchte, Paprika und dunkelgrünes Gemüse sind reich an Antioxidantien. Schauen Sie auch gerne nochmals im Unterkapitel „Weitere Tipps und Anregungen für die Verlangsamung des kognitiven Funktionsverlusts" nach, in welchem verschiedene Quellen aufgelistet sind.

- Glutenfreie Ernährung: Eine glutenfreie Ernährung kann bei einigen Autoimmunerkrankungen wie Zöliakie und Hashimoto-Thyreoiditis hilfreich sein. Gluten ist ein Protein, das in Weizen, Gerste und Roggen vorkommt und bei manchen Menschen eine Immunreaktion auslöst.

- Probiotika: Eine gesunde Darmflora ist wichtig für das gute Funktionieren des Immunsystems. Probiotika, die in fermentierten Lebensmitteln wie Joghurt, Sauerkraut und Kefir enthalten sind, tragen zur Verbesserung der Darmgesundheit und zur Unterstützung des Immunsystems bei.

- Vermeidung von triggernden Lebensmitteln: Bei einigen Autoimmunerkrankungen können bestimmte Lebensmittel die Symptome verschlimmern. Für den Einzelnen kann es hilfreich sein, potenziell allergene Lebensmittel wie raffinierten Zucker, verarbeitete Lebensmittel, künstliche Zusatzstoffe und Lebensmittelallergene zu erkennen und zu meiden.

Wenden Sie sich am besten an einen Ernährungsberater, der Ihnen dabei hilft, eine geeignete Ernährungsstrategie zu entwickeln, die mit Ashwagandha kombiniert werden kann.

Stressmanagement

Stress kann Autoimmunerkrankungen verschlimmern und wie Sie wissen, hilft Ashwagandha als Adaptogen gegen Stress. Zusätzlich zur Einnahme von Ashwagandha können Sie auch eine Kombination aus anderen stressreduzierenden Techniken wie Meditation, Yoga, Atemübungen oder Entspannungstechniken anwenden. Passende Atemübungen wurden in diesem Ratgeber bereits vorgestellt, die sich sehr gut hierfür eignen.

Bewegung und körperliche Aktivität

Sport und körperliche Aktivität können sich positiv auf Autoimmunerkrankungen auswirken. Regelmäßige körperliche Aktivität stärkt das Immunsystem, indem sie die Produktion von Immunzellen und Antikörpern steigert. Es kann dabei helfen, das Immunsystem ins Gleichgewicht zu bringen und eine übermäßige Immunreaktion bei Autoimmunerkrankungen zu reduzieren. Darüber hinaus reduzieren Sport und Bewegung auch Entzündungen im Körper. Autoimmunerkrankungen gehen oft mit chronischen Entzündungen einher, die zu Schmerzen und Unwohlsein führen können. Körperliche Aktivität reduziert entzündliche Moleküle und unterstützt entzündungshemmende Prozesse, was zur Linderung der Symptome beitragen kann. Ein weiterer positiver Effekt ist, dass regelmäßige Bewegung auch die körperliche Fitness verbessert. Da Autoimmunerkrankungen Muskel- und Gelenkschmerzen sowie allgemeine Schwäche verursachen kann, werden die Muskeln durch gezieltes Training gestärkt, die Flexibilität wird verbessert und die allgemeine körperliche Leistungsfähigkeit wird erhöht. Ashwagandha ist in dieser Kombination ein wahrer Volltreffer, da Muskeln besser und schneller aufgebaut werden sowie die Erholungsphase erheblich verkürzt wird.

Ashwagandha bei Ängsten und Traumata

Durch die adaptogene Wirkung von Ashwagandha passt sich der Körper besser an Belastungen an, die aufgrund von Ängsten und Traumata zustande kommen. Da das Nervensystem stimuliert wird, wird im gleichen Zuge die Stressantwort des Körpers reguliert.

Unter Trauma wird ein überwältigendes Erlebnis, das das individuelle Bewältigungsvermögen einer Person übersteigt, verstanden. Dabei kann es sich auf physische, psychische oder emotionale Ereignisse beziehen, die einen tiefgreifenden und dauerhaften Einfluss auf eine Person haben.

Physische Traumata sind beispielsweise Körperverletzungen oder ein Schaden, der durch einen Unfall, eine Gewalttat oder eine Naturkatastrophe verursacht wurde. Dazu können Verletzungen wie Knochenbrüche, Verbrennungen, Schnittwunden oder innere Verletzungen gehören. Traumata auf der körperlichen Ebene können nicht nur physische Schmerzen und Beeinträchtigungen verursachen, sondern auch langfristige Folgen für die psychische Gesundheit haben.

Psychische Traumata sind Ereignisse oder Situationen, die die Gedanken und Wahrnehmungen einer Person beeinflussen. Dies kann daran liegen, dass Sie Zeuge von Gewalttaten, Krieg oder anderen lebensbedrohlichen Situationen geworden sind. Diese Art von Traumata können zu Flashbacks, Albträumen, Schlafstörungen und einer verzerrten Wahrnehmung der Realität führen.

Ein emotionales Trauma ist eine Erfahrung, die starke negative Emotionen hervorruft und das emotionale Wohlbefinden einer Person beeinträchtigt. Es kann durch Gewalt, Vernachlässigung, Trauer oder traumatische Erfahrungen in einer Beziehung verursacht werden. Emotionale Traumata können zu Angstzuständen, Depressionen, posttraumatischer Belastungsstörung (PTBS) und anderen psychischen Erkrankungen führen.

Ein Trauma kann unterdes auch in ein akutes und chronisches Trauma unterteilt werden. Ein akutes Trauma bezieht sich auf ein einzelnes Ereignis, das eine unmittelbare und intensive Reaktion hervorruft, während sich ein chronisches Trauma auf wiederholte oder langfristige traumatische Erfahrungen bezieht, die über einen langen Zeitraum auftreten. Wie sich ein Trauma auswirkt, ist von Person zu Person unterschiedlich. Manche Menschen kommen relativ gut mit ihrem Trauma zurecht und erlangen ihre normale Funktionsfähigkeit zurück, während andere möglicherweise mit langfristigen psychischen und physischen Auswirkungen zu kämpfen haben.

Die Traumabehandlung umfasst häufig eine Kombination therapeutischer Ansätze wie Psychotherapie, Medikamente und unterstützende Maßnahmen, wie beispielsweise die Einnahme von Ashwagandha.

ASHWAGANDHA ALS NATÜRLICHE HILFE BEI TRAUMATISCHEN ERFAHRUNGEN

Traumatische Erlebnisse sind Ereignisse, die bei einer Person extreme Angst, Hilflosigkeit oder Schrecken auslösen. Solche Ereignisse können körperliche Gewalt, sexuelle Gewalt, Naturkatastrophen,

Kriegshandlungen, Unfälle oder andere lebensbedrohliche Situationen sein. Traumatische Erfahrungen können zu vielfältigen psychischen und emotionalen Reaktionen führen, einschließlich der Entwicklung einer posttraumatischen Belastungsstörung, genannt PTBS.

PTBS bezeichnet eine psychische Störung, die auftreten kann, wenn ein Mensch ein traumatisches Ereignis erlebt oder miterlebt hat. Menschen mit PTBS können unter einer Vielzahl von Symptomen leiden, darunter wiederkehrende Albträume oder Flashbacks an das traumatische Ereignis, anhaltende Sorgen und Ängste, die Vermeidung von Orten oder Aktivitäten, die sie an das Trauma erinnern, Schlafstörungen, Reizbarkeit und Konzentrationsschwierigkeiten. Diese Symptome beeinträchtigen das tägliche Leben erheblich und führen zu massiven psychischen Belastungen. Gelegentlich können Symptome sechs Monate nach dem Trauma auftreten, manchmal sogar erst nach Monaten oder Jahren.

Die Behandlung einer PTBS umfasst häufig Psychotherapie, zum Beispiel kognitive Verhaltenstherapie und in einigen Fällen Medikamente. Doch nicht jede Person, die ein traumatisches Ereignis erlebt, entwickelt automatisch eine posttraumatische Belastungsstörung. Die Reaktionen auf traumatische Ereignisse können von Person zu Person unterschiedlich sein.

Ohne Behandlung bessern sich die Symptome häufig, die Störung verschwindet jedoch nicht vollständig und bei manchen Menschen ist sie weiterhin schwerwiegend. Bei der wichtigsten Form der Psychotherapie, der Konfrontationstherapie, konfrontiert der Psychologe die Patienten mit Situationen, die sie im Normalfall meiden würden, aus Angst, weil diese möglicherweise Trauma-Erinnerungen auslösen. Wenn sie das traumatische Erlebnis in ihrer Fantasie noch einmal erleben, wird der Stress nach der anfänglichen leichten Zunahme des Unbehagens oft reduziert.

Bei der EMDR-Therapie (Eye Movement Desensitization and Reprocessing) wird der Patient gebeten, den Bewegungen der Finger des

Therapeuten zu folgen und sich dabei vorzustellen, dass er sich mitten im Trauma befindet.

Es hilft auch, bestimmte rituelle Aktivitäten wie übermäßiges Baden zu verhindern, die dem Opfer das Gefühl geben, sich nach einem sexuellen Übergriff wieder rein zu fühlen.

Neben einer Psychotherapie hilft ganz besonders auch Ashwagandha bei der Bewältigung von traumatischen Ereignissen und stellt dabei ein natürliches Mittel dar, im Gegensatz zu SSRIs.

Definition: SSRIs

SSRIs sind selektive Serotonin-Wiederaufnahmehemmer. SSRIs blockieren die Wiederaufnahme des Neurotransmitters Serotonin im Gehirn. Serotonin, ein chemischer Botenstoff, ist an der Regulierung von Stimmung, Schlaf, Appetit und noch weiteren Aufgaben beteiligt.

Durch die Blockade der Wiederaufnahme erhöhen SSRIs die Verfügbarkeit von Serotonin im Gehirn und können so die Stimmung verbessern und Symptome wie Traurigkeit, Angst oder Zwangsgedanken lindern. Doch SSRIs können verschiedene Nebenwirkungen haben. Viele Menschen berichten, dass sie nach Beginn einer SSRI-Behandlung vorübergehend Übelkeit oder Magenbeschwerden verspüren. Andere klagen während der Einnahme von SSRIs über Probleme beim Ein- oder Durchschlafen. In manchen Fällen kann die Zahl der Albträume sogar zunehmen. SSRIs können auch das sexuelle Verlangen verringern und zu Problemen wie erektiler Dysfunktion oder verzögerter Ejakulation führen und in anderen Fällen nehmen Patienten während der Einnahme von SSRIs zu, während andere abnehmen. Selten, jedoch auch vorkommende Nebenwirkungen sind Selbstmordgedanken. Bei manchen Menschen, insbesondere bei Kindern, Jugendlichen und jungen Erwachsenen, verschlimmern SSRIs diese Gedanken. Es ist wichtig, dass die Patienten engmaschig überwacht werden, insbesondere zu Beginn der Behandlung. SSRIs sollten auch niemals plötzlich abgesetzt werden, da es bei manchen Menschen Entzugserscheinungen wie Schwindel, Übelkeit, Kopfschmerzen und Reizbarkeit verursacht. Hier gilt das schrittweise Absetzen unter ärztlicher Aufsicht.

Wie Ashwagandha bei der Bewältigung von Traumata helfen kann

Ashwagandha hilft bei Traumata letztlich eben genau durch die vielen positiven Wirkungsweisen, die bereits mehrfach erwähnt wurden. Die eine Möglichkeit ist die Reduzierung von Stress, durch die Senkung des Cortisolspiegels und die bessere Anpassung sowie den leichteren Umgang mit vorhandenem Stress. Durch die Reduzierung von Stresssymptomen mildert Ashwagandha die Auswirkungen von Traumata. Mithilfe der beruhigenden Eigenschaften lindert es zudem die Symptome von Angststörungen und Panikattacken, womit traumatisierte Menschen häufig zu kämpfen haben. Depressionen sind ebenfalls eine häufige Nebenwirkung eines Traumas, doch durch die antidepressive Wirkung hilft die Heilpflanze, die Stimmung zu verbessern und die Symptome einer Depression zu lindern. Ein weiterer Vorteil von Ashwagandha bei der Behandlung von Traumata ist die Verbesserung des Schlafes. Menschen, die ein Trauma erlitten haben, haben oft Schwierigkeiten, einzuschlafen oder durchzuschlafen. Ashwagandha kann durch seine beruhigenden und schlaffördernden Eigenschaften zur Verbesserung des Schlafes beitragen, denn guter Schlaf hilft, dass das Trauma schneller überwunden und die Genesung rascher stattfindet.

Fallbeispiel von Menschen mit PTBS und ihrer Ashwagandha-Nutzung

Fallbeispiel 1:

Bella hatte einen schweren Autounfall und wurde schwer verletzt. Sie hat häufig Albträume und Erinnerungen an den Unfall, der ihre Lebensqualität erheblich beeinträchtigt. Bella begann, Ashwagandha als Hilfsmittel zu ihrer psychologischen Behandlung einzunehmen. Sie sagte, ihre Schlafqualität habe sich verbessert und sie habe weniger Albträume.

Fallbeispiel 2:

Elias ist ein Veteran, der aufgrund seiner Kriegserlebnisse an einer posttraumatischen Belastungsstörung leidet. Er kämpfte mit Angstzuständen, Reizbarkeit und Schlafstörungen. Nachdem er von den potenziellen Vorteilen von Ashwagandha gehört hatte, beschloss er, es auszuprobieren. Elias stellte eine Verringerung der Angstsymptome und eine Verbesserung des allgemeinen Gesundheitszustands fest.

Fallbeispiel 3:

Siala wurde Opfer eines brutalen Angriffs, woraufhin sie Symptome einer posttraumatischen Belastungsstörung wie Panikattacken und soziale Ängste entwickelte. Sie beschloss, Ashwagandha als natürliches Hilfsmittel zur Linderung ihrer Symptome zu verwenden. Siala bemerkte einen Rückgang ihrer Angstzustände und fühlte sich besser in der Lage, mit sozialen Situationen umzugehen.

<u>Fallbeispiel 4:</u>
David ist ein Mitarbeiter im Gesundheitswesen, der regelmäßig traumatische Ereignisse erlebt und an einer posttraumatischen Belastungsstörung leidet. Es fällt ihm schwer, sich zu entspannen, und er hat eine Schlafstörung. Nachdem er von den möglichen Vorteilen von Ashwagandha gehört hatte, beschloss er, es auszuprobieren. David bemerkte eine Verbesserung seiner Schlafqualität und fühlte sich insgesamt ruhiger und ausgeglichener.

BEWÄLTIGUNG VON ÄNGSTEN MIT ASHWAGANDHA

Wenn es um das Thema Angst geht, kommen bei Ashwagandha wieder die wertvollen adaptogenen Eigenschaften zur Sprache. Ihrem Körper ist es möglich, sich besser an stressbedingte Situationen anzupassen. Allein durch diese Fähigkeit wirkt es sich positiv auf Ängste aus. Ashwagandha hält das Nervensystem im Gleichgewicht und fördert laut indischem Ayurveda Frieden und Klarheit des Geistes. Vor allem in Bezug auf eine chronische Erschöpfung und Überlastung kann dies hilfreich sein. Die beruhigende Wirkung von Ashwagandha hilft, Angstzustände und auch Angststörungen zu reduzieren und Stress auszugleichen. Es gibt verschiedene Angststörungen, unter denen ein Mensch leiden kann.

- <u>Generalisierte Angststörung (GAS):</u> Menschen mit GAS leiden unter anhaltender und übermäßiger Angst sowie Sorgen über viele verschiedene Aspekte ihres Lebens, wie zum Beispiel Arbeit, Gesundheit oder Beziehungen. Diese Sorgen sind oft schwer zu kontrollieren und können zu körperlichen Symptomen wie Muskelverspannungen, Schlafstörungen und Konzentrationsschwierigkeiten führen.

- <u>Panikstörung:</u> Bei einer Panikstörung handelt es sich um wiederkehrende, plötzlich auftretende Panikattacken, die mit starker Angst einhergehen. Zu den Symptomen einer Panikattacke können Herzrasen, Atembeschwerden, Schwindel und das Gefühl des Kontrollverlusts gehören. Menschen mit Angststörungen haben zudem häufig Angst vor weiteren Panikattacken.

- Soziale Angststörung: Menschen mit sozialer Phobie haben übermäßige Angst vor sozialen Situationen und dem Urteil anderer. Sie befürchten, blamiert oder gedemütigt zu werden, und meiden daher häufig soziale Kontakte. Diese Störung kann das tägliche Leben ernsthaft beeinträchtigen.

- Spezifische Phobien: Spezifische Phobien beziehen sich auf übermäßige und irrationale Angst vor bestimmten Objekten oder Situationen, wie zum Beispiel Spinnen, Höhen, Flugreisen oder geschlossene Räume. Menschen mit bestimmten Phobien versuchen oft, diese Auslöser zu meiden, um Angst und Unbehagen aus dem Weg zu gehen.

- Posttraumatische Belastungsstörung (PTBS): Wie bereits erklärt, tritt PTBS auf, wenn jemand ein traumatisches Ereignis erlebt und anschließend anhaltende Angstsymptome entwickelt.

Es ist nicht von Bedeutung, um welche Art Angststörung es sich handelt, Ashwagandha kann bei allen Arten eingesetzt werden und seine Wirkung entfalten.

In einer Doppelblindstudie nahmen 98 Personen zweimal täglich 125 oder 250 mg Ashwagandha ein. Ziel war es, stressbedingte Parameter zu reduzieren. Was eintrat, war, dass die Entzündungswerte im Blut sanken, ebenso wie Herzfrequenz und Blutdruck. Diese Studie ist besonders interessant, weil sie nicht nur das subjektive Stresserleben, sondern auch die „gefühlten“ körperlichen Auswirkungen von Stress auf den Körper berücksichtigte.

Eine andere Studie, in der 64 Personen zwei Monate lang zweimal täglich 300 mg konzentriertes Ashwagandha einnahmen, zeigte eine Verringerung der Stressfaktoren. Die Studienteilnehmer fühlten sich weniger gestresst und hatten weniger Symptome von Depressionen und Angstzuständen. In dieser Studie zeigte Ashwagandha auch eine direkte Wirkung auf den Körper: die Senkung des Spiegels des „Stresshormons" Cortisol. Insgesamt senkte Ashwagandha folgende Symptome bei Erwachsenen um so viel Prozent, gemessen anhand des DASS-Fragebogens (Lovibond und Lovibond 1995) plus durch Analyse der Cortisolkonzentrationen vor und nach 60-tägiger Verabreichung von täglich 600 mg des Extrakts:

28 % Cortisol im Blut
64 % Stressempfindung
76 % Ängste
77 % depressive Verstimmung

Erfahrungen von Personen mit Angststörung

Bericht 1:

„Ich kämpfe seit vielen Jahren mit einer generalisierten Angststörung und habe viele verschiedene Behandlungen ausprobiert, war aber auch dagegen, verschreibungspflichtige Medikamente einzunehmen, da ich Angst vor den Nebenwirkungen hatte und in keine Abhängigkeit geraten wollte. Ich suchte nach einer natürlichen Lösung und habe vor ein paar Monaten mit der Einnahme von Ashwagandha begonnen und es hat nach etwa zwei Wochen bemerkenswerte Ergebnisse gezeigt. Meine Ängste sind weniger stark und ich fühle mich insgesamt ruhiger und entspannter. Meine Lebensqualität hat sich sehr gebessert und ich kann es jedem nur ans Herz legen, der ähnliche Symptome hat, wie ich sie hatte."

Bericht 2:

„Ich bin jemand mit sozialer Angst, was mir sehr oft Schwierigkeiten bereitet, mich in sozialen Situationen zurechtzufinden. Nach der Einnahme von Ashwagandha bemerkte ich, dass meine Angst nachließ und ich mich im Umgang mit anderen wohler fühlte. Es hilft mir, meine sozialen Fähigkeiten zu verbessern und mehr Selbstvertrauen zu gewinnen."

Bericht 3:

„Panikattacken sind ein ständiger Begleiter in meinem Leben. Seit der Einnahme von Ashwagandha sind meine Panikattacken jedoch seltener geworden und wenn sie auftreten, sind sie weniger intensiv. Ich fühle mich besser in der Lage, mit ihnen umzugehen, und sie beeinträchtigen mein Leben nicht mehr so stark."

Bericht 4:

„Ich entwickelte nach einem traumatischen Ereignis eine posttraumatische Belastungsstörung (PTBS). Ashwagandha hat mir geholfen, meine Angstsymptome zu reduzieren und mich ruhiger und stabiler zu fühlen. Es verbesserte auch meinen Schlaf, was für meine Genesung wichtig war."

LANGFRISTIGE NUTZUNG VON ASHWAGANDHA ZUR PSYCHISCHEN GESUNDHEIT

Möchten Sie Ashwagandha langfristig einnehmen, auch, um präventiv mögliche Rückfälle zu verhindern, so haben Sie mit dieser Heilpflanze einen wertvollen Ansatz. Bezüglich der langfristigen Einnahme erhalten Sie im nächsten Kapitel eine ausführliche Beschreibung.

Neben der Einnahme von Ashwagandha gibt es jedoch noch zahlreiche andere präventive Methoden, um wiederkehrenden Ängsten und Panikattacken vorzubeugen:

- Psychotherapie

Die regelmäßige Teilnahme an psychotherapeutischen Behandlungen wie kognitiver Verhaltenstherapie oder Expositionstherapie kann helfen, Angstzustände zu kontrollieren und Rückfälle zu verhindern.

- Stressmanagement

Das Erlernen von Stressbewältigungstechniken wie Entspannungsübungen, Atemtechniken oder Meditation kann helfen, Ängste abzubauen und Rückfälle zu verhindern. Ganz besonders folgende Meditation ist eine sehr sanfte Methode, mit den Ängsten umzugehen und diese zu transformieren.

Meditation zur Transformation der Ängste

Audiodatei 3

Finden Sie zunächst einen ruhigen und bequemen Ort, an dem Sie sich ganz und gar entspannen können. Schließen Sie Ihre Augen und beginnen Sie, sich auf Ihren Atem zu konzentrieren. Spüren Sie, wie Sie einatmen und ausatmen, ohne etwas daran ändern zu wollen. Lassen Sie Ihren Atem ganz natürlich fließen. Nehmen Sie wahr, wie sich Ihr Körper mit jedem Atemzug immer mehr entspannt. Fühlen Sie, wie sich Ihre Muskeln lockern und wie der Stress mit jeder Ausatmung aus Ihrem Körper weicht. Erlauben Sie sich, in diesem Moment vollkommen präsent zu sein. Stellen Sie sich nun vor, dass Sie an einem wunderschönen Ort sind – einem Ort der Ruhe und des Friedens. Es könnte ein Strand sein, ein Wald oder ein anderer Ort, den Sie als beruhigend empfinden. Nehmen Sie alle Details dieses Ortes wahr: die Farben, Geräusche und Gerüche. Spüren Sie die warme Sonne auf Ihrer Haut und den sanften Wind in Ihrem Gesicht. Atmen Sie tief ein und genießen Sie die frische Luft. Sie fühlen sich vollkommen sicher und geborgen an diesem Ort. Während Sie weiterhin tief atmen, nehmen Sie wahr, wie sich all Ihre Ängste langsam auflösen. Stellen Sie sich vor, dass sie wie dunkle Wolken am Himmel sind, die allmählich verschwinden. Sie können eine tiefe innere Ruhe und Gelassenheit spüren. Richten Sie nun Ihre Aufmerksamkeit auf Ihr Herzzentrum. Stellen Sie sich vor, dass sich dort ein strahlendes Licht befindet – ein Licht der Liebe und des Mitgefühls. Spüren Sie, wie dieses Licht mit jedem Atemzug stärker wird und sich in Ihrem ganzen Körper ausbreitet. Lassen Sie dieses liebevolle Licht Ihre noch verbliebenen Ängste umhüllen und sie sanft auflösen. Sie fühlen sich jetzt von einer tiefen inneren Sicherheit getragen. Erlauben Sie sich, diese Gefühle der Liebe und des Friedens zu genießen. Bleiben Sie noch einen Moment in dieser Ruhe und spüren Sie die positive Energie, die Sie umgibt, als weiß-goldenes Licht. Nehmen Sie sich dann Zeit, sich wieder auf Ihren Atem zu konzentrieren und langsam ins Hier und Jetzt zurückzukehren. Wenn Sie bereit sind, öffnen Sie langsam Ihre Augen und nehmen Sie die Umgebung um sich herum wahr. Fühlen Sie die Ruhe und Gelassenheit, die Sie während der Meditation erfahren haben, und nehmen Sie diese in Ihren Alltag mit.

Änderung des Lebensstils

Ein gesunder Lebensstil, der ausreichend Schlaf, regelmäßige körperliche Aktivität und eine gute Ernährung umfasst, kann dazu beitragen, Ihre allgemeine Gesundheit zu verbessern und Angstsymptome zu reduzieren. Da die Psyche mit dem Darm verbunden ist und beide sich gegenseitig beeinflussen, kann die Ernährung mit darüber entscheiden, ob Sie glücklich oder unglücklich sind. Die Prozesse, die im Gehirn stattfinden, werden durch den Verzehr zum Beispiel von Bananen, Nüssen und grünem Gemüse positiv beeinflusst und das Glückshormon Serotonin, wie auch der Botenstoff Dopamin, kann häufiger produziert werden.

Doch auch Sport ist essentiell, denn es ist nicht nur für den Körper, sondern auch für den Geist kraftvoll und effektiv. Sport und Bewegung fördern die Verbindung des Körpers mit dem Geist, der Gedankenfluss wird unterbrochen und Stress sowie die damit verbundene innere Anspannung können abgebaut werden. Regelmäßige Bewegung stimuliert gezielt den präfrontalen Kortex, der in Zeiten von Stress und verminderter Bewegung oft überaktiv ist, was zu unaufhörlichem Grübeln und einem Gedankenkarussell führt. Darüber hinaus werden bei sportlicher Betätigung Glückshormone ausgeschüttet: Serotonin und Endorphine, die ebenfalls dabei helfen, Cortisol zu neutralisieren und Stress abzubauen. Welche Sportart Sie ausüben, bleibt dabei ganz Ihnen überlassen. Das kann Yoga, Krafttraining, Joggen, Reiten, Schwimmen oder einfach nur schnelleres Gehen sein. Das Wichtigste ist, die Herzfrequenz ein wenig zu erhöhen, am besten drei- bis viermal pro Woche, und an den anderen Tagen einen kleinen Spaziergang zu machen, denn der Kontakt mit der Natur wirkt wahre Wunder.

Strategien zur Integration von Ashwagandha in die psychische Gesundheitspflege

Ashwagandha täglich einzunehmen und in die psychische Gesundheitspflege zu integrieren, kann sehr einfach gestaltet werden. Sollten Sie Kapseln oder Tabletten einnehmen, stellen Sie die Dose am besten auf Ihren Esstisch, so können Sie diese direkt nach dem Frühstück, Mittagessen oder auch Abendessen zu sich nehmen. Gleiches gilt für eine Tinktur, die einfach unter die Zunge geträufelt wird.

Haben Sie stattdessen Pulver oder einen Sirup, überlegen Sie sich, wie Sie dieses bzw. diesen in alltägliche Rituale integrieren können. Trinken Sie beispielsweise jeden Tag ein Glas warmes Wasser mit Zitrone, so mischen Sie Ihr Ashwagandha unter. Bereiten Sie sich täglich ein Müsli oder Smoothie zu, können Sie das Pulver oder den Sirup ebenfalls hinzufügen.

Es ist wichtig, vor allem zu Beginn, das Präparat sichtbar zu platzieren und mit alltäglichen Dingen beziehungsweise Bedürfnissen, wie der Nahrungsaufnahme, zu verbinden, so entwickelt sich daraufhin schnell eine Routine. Möchten Sie auf Nummer sicher gehen, können Sie sich auch auf Ihrem Mobiltelefon einen Alarm stellen, der Sie täglich zur selben Uhrzeit daran erinnert, Ihr Ashwagandha einzunehmen. Kreieren Sie sich auch gerne neue Rezepte mit Ashwagandha, es kann mit allem vermischt werden, das macht es in seiner Anwendung auch so einfach. Am besten eignen sich natürlich Sirup, Pulver oder eine Tinktur. Doch auch Kapseln sind kein Problem, da diese in der Regel geöffnet werden können.

Rezeptinspirationen mit Ashwagandha

Melonensmoothie

Rezept:

200 g gekühlte Wassermelone
ein reifer Pfirsich
eine Handvoll Grünkohl, Spitzkohl oder Schwarzkohl
100 ml Kefir
Ihre individuelle Ashwagandha-Dosis

Zubereitung:

1. Schälen Sie die Wassermelone und schneiden Sie sie in kleinere Stückchen. Waschen Sie dann den Kohl und entfernen Sie den Stein vom Pfirsich. Geben Sie nun alle Zutaten in einen Mixer und pürieren Sie das Ganze etwa eine Minute auf höchster Stufe.

Relax-Bowl

Rezept:

eine halbe Tasse gefrorenes Obst Ihrer Wahl
eine gefrorene Banane
1 Handvoll Blattspinat
ein Esslöffel Weizenkeime
ein Teelöffel Leinöl oder Walnussöl
vier große Esslöffel Naturjoghurt
¼ Tasse ungesüßte Pflanzenmilch
Ihre individuelle Ashwagandha-Dosis

Zubereitung:

1. Geben Sie alle Zutaten bis auf die Mandelmilch in einen Mixer und pürieren Sie alles auf höchster Stufe etwa 30 Sekunden. Fügen Sie im nächsten Schritt nur so viel Milch hinzu, dass es nicht zu flüssig ist und Sie die Bowl noch gut löffeln können. Füllen Sie die fertige Bowl in eine Schüssel und toppen Sie sie mit Früchten und Nüssen Ihrer Wahl.

Turbo-Schlaf-Drink oder auch goldene Milch

Rezept:

120 ml Wasser
ein Esslöffel hochwertiges Kurkumapulver
ein Teelöffel Kokosöl
ein Esslöffel Agavendicksaft
ein kleines Stück geriebener Ingwer
350 ml Pflanzenmilch
etwas Zimt
etwas Pfeffer
Ihre individuelle Ashwagandha-Dosis

Zubereitung:

1. Geben Sie das Wasser mit der Kurkuma in einen Topf und erhitzen Sie alles.
2. Fügen Sie nun den geriebenen Ingwer hinzu und rühren Sie so lange, bis eine Paste entsteht.
3. Erhitzen Sie nun die Pflanzenmilch in einem Topf und geben Sie die Kurkuma-Paste hinzu. Vermischen Sie alles miteinander und fügen Sie dann alle

restlichen Zutaten zur Milch. Lassen Sie alles etwa zwei Minuten unter Rühren weiter erhitzen, aber nicht kochen, und genießen Sie die goldene Milch in Ihrer Lieblingstasse etwa eine halbe Stunde vor dem Schlafengehen.

Empfohlene Therapiepläne und Dosierungen

Bei der Verwendung von Ashwagandha gegen Ängste, Traumata, aber auch bei Schlafstörungen sollten Sie sich an folgende Dosierung halten:

3 bis 6 g Trockenwurzelextrakt oder
2x 300 mg beziehungsweise einmal 600 mg täglich.

Es kann ein wenig Zeit vergehen, meistens etwa eine bis zwei Wochen, bis sich die gewünschte Wirkung einstellt. Nehmen Sie Ashwagandha daher auf jeden Fall mindestens zwei bis drei Monate täglich ein, so entfalten sich die vielen positiven Effekte am besten. Stellen Sie jedoch sicher, dass Sie Ihren Körper weiterhin beobachten und auf potenzielle Nebenwirkungen achten. Sollten Sie etwas feststellen, setzen Sie Ashwagandha für ein paar Tage ab und probieren Sie es noch einmal mit einer niedrigeren Dosis. Diese können Sie schrittweise erhöhen, wenn Sie nach jeweils einer Woche keine negativen Wirkungen spüren. Probieren Sie in diesem Zuge auch andere Präparate und Formen aus. Möglicherweise reagieren Sie auf einen Tee oder eine Tinktur anders als auf Kapseln. Sollten Sie Kapseln verwenden, achten Sie auf eine parallele Nahrungsaufnahme, dies kann schon sehr viel bewirken, falls Sie mit Magenproblemen zu kämpfen haben.

Häufig gestellte Fragen rund um Ashwagandha

Im folgenden Abschnitt finden Sie Antworten auf häufig gestellte Fragen zu Ashwagandha, die Ihnen helfen, diese vielseitige Pflanze besser zu verstehen. Die Fragen reichen von der richtigen Dosierung über eine dauerhafte Einnahme bis hin zu den möglichen Nebenwirkungen und Arzneimittelwechselwirkungen.

Egal, ob Sie mit Ashwagandha vertraut sind oder gerade erst anfangen, etwas über die Pflanze zu erfahren, dieses Kapitel soll Ihnen helfen, Ihre Fragen zu beantworten und fundierte Entscheidungen über die Verwendung von Ashwagandha als Teil Ihrer täglichen gesundheitlichen Routine zu treffen.

DAUERHAFTE EINNAHME VON ASHWAGANDHA: VORTEILE UND RISIKEN

Ashwagandha kann langfristig eingenommen werden, ist im Allgemeinen sicher und wird auch empfohlen, um von den adaptogenen Vorteilen zu profitieren, was jedoch nicht bedeutet, dass Sie es für den Rest Ihres Lebens jeden Tag einnehmen müssen. Einige Ärzte empfehlen, nach einem Jahr der Anwendung eine Pause einzulegen, damit Sie die Bedürfnisse Ihres Körpers beurteilen können. Menschen mit Erfahrung in der Einnahme von Ashwagandha stellten fest, dass der Körper keine Toleranz entwickelt und die positiven Wirkungen bestehen bleiben. Einige Hersteller verwenden für Ashwagandha eine kürzere Anwendungsdauer als erforscht und empfehlen die tägliche Anwendung über 4 bis 6 Wochen, gefolgt von einer Woche Pause. Im Zweifelsfall ist immer zu empfehlen, dass Sie die optimale Dosierung mit Ihrem Arzt oder Therapeuten besprechen, vor allem, wenn Sie beabsichtigen, Ashwagandha von nun an jeden Tag und ohne Pause einzunehmen. Dies gilt vor allen Dingen dann, wenn Sie bereits anderweitig Medikamente einnehmen oder an gewissen Autoimmunerkrankungen leiden. Die Vorteile einer dauerhaften Einnahme von Ashwagandha sind natürlich vielfältig, dies lässt sich auch an den vorangegangenen Kapiteln erkennen. Neben der Reduzierung von Stress und Ängsten erhöht sich die allgemeine Stimmung, das Immunsystem wird unterstützt, die Hormone werden reguliert und die kognitiven Fähigkeiten werden verbessert. Ob es gewisse Risiken gibt, die eine dauerhafte Einnahme mit sich bringen, scheint derzeit noch nicht ausreichend erforscht zu sein, da es auch keine bekannten negativen Wirkungen diesbezüglich gibt. Vielmehr sollte das Augenmerk darauf gelegt werden, dass eine Dosierung von 1250 mg täglich nicht überschritten wird, da es andernfalls zu Magen-Darm-Beschwerden, aber auch durch die Beeinflussung der Hormone zu Veränderungen kommen kann. Da Ashwagandha auch den Schlaf fördert, könnte eine Überdosierung zu Schläfrigkeit und Sedierung führen.

Allgemeiner Tipp zur dauerhaften Anwendung

Wenn Sie Ashwagandha dauerhaft einnehmen möchten, halten Sie sich immer an die vorgegebene Dosierung, hören Sie auf Ihren Körper und seine Signale und geben Sie Ihrem Organismus, nach einer mehrmonatigen Einnahme, eine kleine Pause von zwei bis drei Wochen, bevor Sie wieder von Neuem beginnen.

Hinweis:
Die beste Empfehlung ist, dass Sie Ihren Arzt oder einen Therapeuten kontaktieren und mit diesem über eine dauerhafte Einnahme sprechen, denn schließlich möchten Sie nur von den positiven Vorteilen von Ashwagandha profitieren.

DIE BESTEN ASHWAGANDHA-PRODUKTE AUF DEM MARKT

Es gibt viele verschiedene Formen von Ashwagandha-Ergänzungsmitteln, darunter Kapseln, Tabletten, Pulver und Tinkturen. Die Dosierung kann je nach Form und Konzentration des Arzneimittels variieren. Es ist wichtig, die Empfehlungen des Herstellers genau zu befolgen und die empfohlene Dosis nicht zu überschreiten.

Erhältliche Formen von Ashwagandha

Kapseln und Pillen:
Ashwagandha ist in Kapsel- und Tablettenform erhältlich. Die Wahl der Form hängt davon ab, welche Form Sie für am besten halten und welche Dosierung Sie benötigen. Wenn Sie Schwierigkeiten beim Schlucken von Kapseln haben, können Sie die Einnahme von Tabletten oder Pillen in Betracht ziehen, die normalerweise etwas kleiner sind. Die Kapsel kann jedoch auch geöffnet und das Pulver zu Getränken oder Speisen hinzugefügt werden.

Achten Sie bei der Auswahl von Ashwagandha-Kapseln darauf, dass das Produkt aus hochwertigen Inhaltsstoffen besteht. Suchen Sie nach Kapseln mit Bio-Ashwagandha-Pulver. Sie sollten außerdem das Etikett sorgfältig lesen, um sicherzustellen, dass das Produkt keine zusätzlichen Füllstoffe oder unerwünschte Inhaltsstoffe enthält. Beachten Sie außerdem die auf der Verpackung empfohlene Dosierung Ihrer Kapseln beziehungsweise Tabletten. In der Regel sind es eine bis drei Kapseln beziehungsweise Tabletten, die täglich eingenommen werden dürfen.

Tinkturen:

Ashwagandha ist auch in flüssiger Form in einer Flasche zu erwerben. Die angegebene Menge kann dann entweder direkt unter die Zunge geträufelt oder in ein Glas Wasser gegeben werden. Diese Variante eignet sich vor allem für Personen, die allgemein Schwierigkeiten haben, Tabletten oder Kapseln zu schlucken.

Puder und Extrakte:

Ashwagandha ist auch in Pulver- oder Extraktform erhältlich. Das Pulver kann direkt eingenommen oder mit Getränken oder Speisen gemischt werden. Sie können das Pulver zu hausgemachten Smoothies hinzufügen oder es als Tee aufbrühen, indem Sie es mit heißem Wasser vermischen.

Extrakte hingegen liegen in konzentrierter Pulverform vor und enthalten typischerweise größere Mengen an Wirkstoffen. Auch hier gilt, dass Sie Ihr Präparat bei einem bewährten Hersteller erwerben und sich an die entsprechende Dosierung halten.

Tee und Sirup:

Ashwagandha-Tee ist eine der traditionellsten Arten, Ashwagandha zu konsumieren. Dieser Tee wird aus den getrockneten Blättern und Wurzeln der Ashwagandha-Pflanze hergestellt, aus der der Kräutertee gebraut wird. Der Tee hat einen milden, leicht erdigen Geschmack, der mit Honig oder Zitrone verfeinert werden kann. Ashwagandha-

Tee eignet sich besonders als beruhigendes Abendritual, das Körper und Geist entspannt und für einen erholsamen Schlaf sorgt.

Ashwagandha-Sirup ist eine weitere Möglichkeit, die Pflanze zu konsumieren. Der Sirup wird oft mit Honig und anderen Kräutern zubereitet, um die Wirkung von Ashwagandha zu verstärken. Der Sirup kann als tägliches Stärkungsmittel verwendet werden, um Stress und Ängste abzubauen und das Immunsystem zu kräftigen.

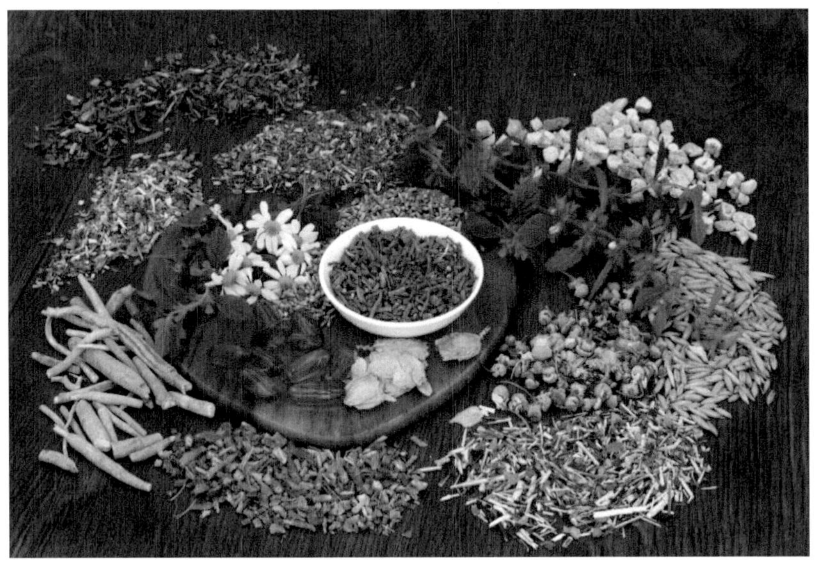

Anmerkung:
Möchten Sie die Wirkung und Vielseitigkeit verstärken, sind Extrakte und Pulver die beste Wahl. Mögen Sie den Geschmack von Ashwagandha, ist Tee oder ein Sirup eine sehr gute Alternative, vor allem auch, wenn Sie keine Kapseln schlucken möchten.

Qualitätsmerkmale von Ashwagandha

Bei der Auswahl eines Ashwagandha-Produkts ist es wichtig, auf bestimmte Qualitätsmerkmale zu achten, um sicherzustellen, dass Sie ein hochwertiges und wirksames Produkt erhalten. Beachten Sie beim Erwerb daher Folgendes:

Reinheit:
Stellen Sie sicher, dass Ihr Ashwagandha-Produkt keine Verunreinigungen wie Schwermetalle, Pestizide oder andere schädliche Substanzen enthält. Suchen Sie nach Produkten, deren Reinheit von unabhängigen Laboren getestet wurde.

Herkunft:
Ashwagandha wird hauptsächlich in Indien angebaut. Es ist wichtig, auf biologische und umweltfreundliche Produkte zu achten. Dadurch wird sichergestellt, dass keine schädlichen Chemikalien verwendet werden und die Pflanzen unter umweltfreundlichen Bedingungen wachsen.

Extraktionsmethode:
Die Art der Extraktion kann die Qualität des Ashwagandha-Extrakts beeinflussen. Der Einsatz schonender Extraktionsmethoden, wie die CO_2-Extraktion oder die Alkoholextraktion, trägt dazu bei, dass die wertvollen Bestandteile der Pflanze erhalten bleiben.

Standardisierte Inhaltsstoffe:
Ein hochwertiges Ashwagandha-Produkt muss standardisierte Inhaltsstoffe enthalten, insbesondere Withanolide. Achten Sie darauf, dass die empfohlene Dosierung eine Menge von 5 % beziehungsweise 15 bis 30 mg pro Tagesdosis beinhaltet.

Zertifizierungen:
Suchen Sie nach Produkten, die von unabhängigen Organisationen wie USP (United States Pharmacopeia) oder NSF (National Sanitation Foundation) zertifiziert sind. Diese Zertifikate bestätigen die Qualität und Reinheit des Produkts.

Kundenrezensionen:
Achten Sie auf vorhandene Kundenrezensionen. Hierüber erhalten Sie schnell einen Eindruck des Produkts, ob es zufriedenstellend ist und positive Anwendungsergebnisse liefert.

Indem Sie auf diese Qualitätsmerkmale achten, können Sie sicherstellen, dass Sie ein hochwertiges Ashwagandha-Produkt erhalten, das potenzielle gesundheitliche Vorteile bietet und Sie bestmöglich unterstützt. Zusätzlich können Sie sich noch an folgender Checkliste orientieren:

✓ 100 % reines Ashwagandha-Pulver

✓ frei von Zusatzstoffen

✓ Withanolidgehalt von 5 %

✓ schattengetrocknet

✓ frei von Trenn- und Fließmitteln

✓ laborgeprüft und zertifiziert

✓ Herkunft aus Indien

VERANTWORTUNGSBEWUSSTE NUTZUNG VON ASHWAGANDHA IM ALLTAG

Bei der Einnahme von Ashwagandha ist es immer am besten, es zusammen mit einer Mahlzeit einzunehmen. Dies kann dazu beitragen,

Magenverstimmungen vorzubeugen, die auftreten können, wenn das Nahrungsergänzungsmittel auf nüchternen Magen eingenommen wird. Wichtig ist außerdem, dass Sie während der Einnahme von Ashwagandha viel Flüssigkeit zu sich nehmen, da ein guter Flüssigkeitshaushalt das Blut verdünnt, so dass es frei fließen kann und Ashwagandha besser in alle Zellen transportiert wird.

Allgemeine Dosierungsempfehlungen auf einen Blick

Wenn Sie Ashwagandha einnehmen möchten, sollten Sie immer die richtige Dosis wählen. Die empfohlene Dosis hängt von mehreren Faktoren ab, wie zum Beispiel Alter, Gewicht und Gesundheitszustand. Zur Bestimmung der richtigen Dosierung wird immer empfohlen, einen Arzt oder einen qualifizierten Heilpraktiker aufzusuchen. Generell wird jedoch empfohlen, mit einer niedrigen Dosis zu beginnen und diese schrittweise zu erhöhen, um eine gute Reaktion sicherzustellen und unerwünschte Nebenwirkungen zu verhindern.

Die übliche Dosis beträgt 300 bis 500 mg täglich, aufgeteilt auf zwei oder drei Dosen.

Ashwagandha für die Entspannung

Wenn Sie Ashwagandha zur Reduzierung von Stress und Angstzuständen einnehmen möchten, können Sie zweimal täglich eine Dosis von 250 bis 500 mg, am besten zum Essen, einnehmen.

Ashwagandha für die Verbesserung Ihrer Schlafqualität

Wenn Sie Ashwagandha zur Verbesserung der Schlafqualität einnehmen, liegt die Dosis bei 300 bis 600 mg. Nehmen Sie Ihr Mittel etwa eine bis eine halbe Stunde vor dem Schlafengehen ein. Dadurch werden Sie schneller einschlafen sowie tief und fest schlafen.

Ashwagandha für die hormonelle Regulierung

Bei der Verwendung von Ashwagandha zur Hormonregulierung wird eine Dosis von 500 bis 1.000 mg pro Tag empfohlen. Dies kann insbesondere für Frauen mit PCOS oder Männer mit niedrigem Testosteronspiegel hilfreich sein. Wenn Sie sich an die empfohlene Dosierung halten, treten in der Regel kaum bis keine Nebenwirkungen auf.

Ashwagandha-Rezepte für eine tägliche Routine

Wenn Sie keine Kapseln oder Tabletten einnehmen, können Sie sich mit Pulver folgende Getränke zubereiten:

Ashwagandha-Tee

Für eine Tasse reicht ein halber Teelöffel Ashwagandha-Pulver, den Sie in 250 ml Wasser geben und es 10 Minuten lang köcheln lassen. Den Sud lassen Sie dann weitere 30 Minuten ziehen. Trinken Sie dreimal am Tag eine kleine Tasse, um Ihre Nerven zu stärken und Ihren Geist zu beruhigen. Etwas Honig oder Agavensirup mildert den bitteren Geschmack etwas ab.

Ashwagandha-Milch

Erhitzen Sie das Pulver in Milch bei 60 Grad, am besten in einer Pflanzenmilch, und lassen Sie es fünf Minuten ziehen. Ergänzt wird der Geschmack durch Gewürze wie Vanille, Zimt, Kardamom und Anis. Zum Süßen eignet sich Honig oder Agavendicksaft. Die Ashwagandha-Milch beruhigt Sie und sorgt dafür, dass Sie müde werden. Es ist somit das perfekte Getränk vor dem Schlafengehen.

WECHSELWIRKUNGEN, MÖGLICHE NEBENWIRKUNGEN UND RISIKEN

Obwohl Ashwagandha so gut wie keine Nebenwirkungen auslöst, sollten Sie dennoch wissen, dass diese auftreten können und Vorsichtsmaßnahmen getroffen werden sollten. Ashwagandha gilt zwar als eines der sichersten Kräuter der traditionellen indischen Medizin, dennoch gibt es Kontraindikationen und Vorsichtsmaßnahmen, die Sie beachten sollten.

Diese Vorsichtsmaßnahmen umfassen:

Schwangerschaft und Stillzeit
Wie bereits erwähnt, sollten schwangere Frauen und stillende Mütter Ashwagandha meiden, da es nicht genügend Untersuchungen zu den Auswirkungen auf den Fötus oder das Baby gibt.

Kinder
Kinder sollten von einer Verwendung absehen, denn leider gibt es bis dato noch keine ausreichenden und aussagekräftigen Studien, die eine Sicherheit in Bezug auf Ashwagandha bestätigen.

Autoimmunerkrankungen
Ebenfalls sollten Menschen, die an einer Autoimmunerkrankung leiden, Vorsicht walten lassen, aufgrund der Stimulierung des Immunsystems mittels Ashwagandha, was wiederum Gefahr einer Überstimulation birgt. Besprechen Sie dies daher mit Ihrem Arzt, wenn Sie beabsichtigen, Ashwagandha einzunehmen. Es ist zudem wichtig, Ashwagandha nicht mit anderen Immunverstärkern wie Echinacea zu kombinieren.

Exkurs: Immunverstärker

Immunverstärker sind Stoffe oder Wirkstoffe, die das Immunsystem unterstützen und stärken sollen. Sie stärken die Abwehrkräfte des Körpers und verringern gleichzeitig das Infektions- oder Krankheitsrisiko. Die Booster gibt es in vielen verschiedenen Arten, darunter bestimmte Lebensmittel, Nahrungsergänzungsmittel, Kräuter und sogar ein gesunder Lebensstil, der ausreichend Schlaf, regelmäßige Bewegung und Stressbewältigung umfasst. Es ist jedoch wichtig, zu bedenken, dass Stimulanzien für das Immunsystem kein Allheilmittel sind und das Immunsystem nicht überstimuliert werden sollte, da dies zu einer Überreaktion führen kann.

Operationen

Wenn Sie sich einer Operation unterziehen, sollten Sie Ashwagandha mindestens zwei Wochen vor dem Eingriff nicht mehr zu sich nehmen, da es die Wirkung von Anästhetika und Muskelrelaxantien beeinträchtigen kann. Dabei handelt es sich um Medikamente, die die Muskeln entspannen und Schmerzen lindern.

Niedriger Blutzucker und Blutdruck

Da Ashwagandha auch den Blutzucker senken kann, gilt für Menschen, die an Diabetes oder Hypoglykämie und niedrigem Blutzucker leiden, eine gewisse Vorsicht. Darüber hinaus kann Ashwagandha auch den Blutdruck senken, was problematisch für diejenigen sein kann, die einen niedrigen Blutdruck vorweisen. Sprechen Sie mit Ihrem Arzt, sollten Sie blutdrucksenkende Medikamente einnehmen, aber interessiert sind, Ashwagandha einzunehmen.

Wechselwirkungen mit anderen Medikamenten

Ashwagandha kann mit bestimmten Medikamenten, einschließlich Beruhigungsmitteln und Blutverdünnern, interagieren. Wenn Sie solche Medikamente einnehmen, sprechen Sie unbedingt mit Ihrem Arzt, bevor Sie Ashwagandha zu sich nehmen. Dies gilt im Übrigen für alle verschreibungspflichtigen Medikamente.

Nebenwirkungen von Ashwagandha

Obwohl die meisten Menschen Ashwagandha ohne Nebenwirkungen einnehmen können, gibt es dennoch einige mögliche Begleiterscheinungen, darunter die folgenden:

- Magen-Darm-Beschwerden: In seltenen Fällen kann es zu Beschwerden im Magen-Darm-Trakt kommen, wie etwa Übelkeit, Erbrechen, Bauchschmerzen oder Durchfall. Diese Symptome sind jedoch sehr mild und verschwinden sofort, wenn die Einnahme von Ashwagandha unterbrochen wird.

- Schläfrigkeit: Da Ashwagandha sehr gut auf Schlafprobleme anspricht, kann es dementsprechend zu Müdigkeit führen. Sollten Sie also Auto fahren oder Maschinen bedienen, nehmen Sie es am besten abends, bevor Sie sich ins Bett legen, ein.

- Schilddrüsenprobleme: Durch die Erhöhung des Schilddrüsenhormons mittels Ashwagandha sollten Sie, sofern Sie Schilddrüsenprobleme haben, nur unter ärztlicher Aufsicht zur Supplementierung greifen.

- Allergische Reaktionen: In einigen seltenen Fällen kann eine allergische Reaktion gegen Ashwagandha auftreten. Dies äußert sich in Juckreiz, Hautausschlag oder Schwellungen. Sobald Sie die Einnahme abbrechen, verschwinden diese Symptome wieder von selbst.

Diese Nebenwirkungen sind jedoch sehr selten und treten eher bei einer Überdosierung auf. Insgesamt ist Ashwagandha eine sichere und natürliche Möglichkeit, Ihre Gesundheit zu verbessern und Stress- und Angstsymptome zu reduzieren. Fangen Sie in jedem Fall immer mit einer niedrigeren Dosierung an und achten Sie auf Ihre Körpersignale.

STUDIEN UND WISSENSCHAFTLICHE ERKENNTNISSE ZU ASHWAGANDHA

Die Forschungsgeschichte

Die Forschung zu Ashwagandha hat in den letzten Jahren zugenommen, denn es gibt immer mehr Menschen, die großes Interesse an den potenziellen gesundheitlichen Vorteilen zeigen. Obwohl die Verwendung von Ashwagandha in Indien und im Ayurveda Tausende von Jahren zurückreicht, wurde erst vor kurzem mit der systematischen Forschung begonnen, um seine Wirksamkeit und Sicherheit zu bewerten.

Frühere Forschungen zu Ashwagandha konzentrierten sich auf seine Verwendung als Tonikum und Adaptogen sowie auf seine Fähigkeit, Stress, Angstzustände und Depressionen zu reduzieren. Diese Studien umfassen Tier- und Humanstudien und konzentrieren sich auf die Wirksamkeit von Ashwagandha bei der Optimierung der physischen und psychischen Gesundheit.

In jüngerer Zeit hat die Forschung ihren Schwerpunkt auf die Auswirkungen von Ashwagandha auf bestimmte Gesundheitszustände und körperliche Funktionen ausgeweitet. Beispielsweise wurde untersucht, ob Ashwagandha bei der Behandlung chronischer Krankheiten wie Diabetes und Herz-Kreislauf-Erkrankungen nützlich sein könnte oder ob es die kognitiven Fähigkeiten und das Gedächtnis positiv beeinflusst.

Aktuelle Wirkstoffforschungen und Studien zu den Vorteilen

In den letzten Jahren ist das wissenschaftliche Interesse an der Ashwagandha-Pflanze gestiegen, was zu einer verstärkten Erforschung ihrer Wirkstoffe und Vorteile geführt hat. Viele Studien konnten bereits die starke antioxidative Wirkung beweisen, die Ashwagandha hat, wodurch es den Körper vor freien Radikalen schützt. Freie Radikale sind instabile Moleküle mit einem ungepaarten Elektron, die chemische Reaktionen mit anderen Molekülen hervorrufen können. Sie können durch äußere Faktoren wie UV-Strahlung und Umweltverschmutzung verursacht werden, aber auch durch eine ungesunde Lebensweise, und stehen im Zusammenhang mit Krankheiten und Alterung.

Eine im Jahr 2000 veröffentlichte Studie ergab, dass die orale Einnahme von Ashwagandha das Stressniveau reduzieren und die körperliche Leistungsfähigkeit verbessern kann. Eine weitere im Jahr 2009 durchgeführte Studie zeigte, dass die Verwendung von Ashwagandha-Extrakt dazu beitragen kann, Angstzustände zu reduzieren und die kognitiven Funktionen zu verbessern. Es gibt weitere Studien, die sich mit den Auswirkungen von Ashwagandha auf verschiedene Gesundheitsprobleme wie Arthritis, Diabetes und Herzerkrankungen befassen. Die Ergebnisse dieser Studien konnten den positiven Einfluss, den Ashwagandha auf diese Gesundheitsprobleme hatte, bestätigen.

Studienergebnisse bezüglich Stressreduktion

Die Wissenschaft hat mehrere Studien zu den stressreduzierenden Fähigkeiten durchgeführt, die Ashwagandha besitzt. Davon zeigten einige, dass Ashwagandha den Spiegel des Stresshormons Cortisol senken und dadurch die geistige Belastbarkeit verbessern kann.

Eine an Menschen mit chronischem Stress durchgeführte klinische Studie ergab, dass tägliche Dosen von 300 bis 500 mg Ashwagandha-Extrakt den Cortisolspiegel im Vergleich zu einer Placebogruppe um 30 % senkten. Eine andere Untersuchung konzentrierte sich auf die Auswirkungen von Ashwagandha auf Menschen mit Angststörungen und stellte fest, dass es Angst- und Stresssymptome deutlich reduzieren konnte. Mehrere andere Studien haben ebenfalls gezeigt, dass Ashwagandha positive Auswirkungen auf die geistige Leistungsfähigkeit und die kognitiven Funktionen haben kann.

Studienergebnisse bezüglich Angstreduktion

Es wurden mehrere klinische Studien durchgeführt, um die Auswirkungen von Ashwagandha auf Angstzustände zu untersuchen. Eine im Jahr 2012 durchgeführte randomisierte, kontrollierte Studie ergab, dass Ashwagandha die Angstsymptome bei Menschen mit einer generalisierten Angststörung namens GAD deutlich reduzierte. In der Studie wurden 64 Teilnehmer nach dem Zufallsprinzip einer Behandlung mit Ashwagandha oder einem Placebo zugeteilt. Im Vergleich zu denen, die das Placebo einnahmen, kam es bei den Teilnehmern, die Ashwagandha einnahmen, nach 8 Wochen zu einer deutlichen Verringerung der Angstsymptome.

Eine weitere randomisierte, doppelblinde, placebokontrollierte Studie aus dem Jahr 2019 untersuchte die Auswirkungen von Ashwagandha auf Angstsymptome bei Erwachsenen, bei denen eine Angststörung diagnostiziert wurde. Hier erhielten die Teilnehmer acht Wochen lang zusätzlich Ashwagandha oder ein Placebo. Die Ergebnisse waren vielversprechend, da die Angstsymptome in der Ashwagandha-Gruppe im Vergleich zur Placebo-Gruppe deutlich reduziert waren. Untersuchungen zeigen eindeutig, dass Ashwagandha eine sichere und wirksame Alternative zu herkömmlichen Medikamenten gegen Angstzustände sein kann.

Studienergebnisse bezüglich der Hormonregulierung

Viele klinische Studien, die die Auswirkungen von Ashwagandha auf den Hormonhaushalt untersuchten, haben gezeigt, dass die Einnahme von Ashwagandha den Testosteronspiegel bei Männern erhöht. Eine andere Studie ergab, dass Ashwagandha die Schilddrüsenfunktion verbesserte und den Schilddrüsenhormonspiegel erhöhte.

In einer anderen Studie wurden die Auswirkungen von Ashwagandha auf den weiblichen Hormonspiegel untersucht. Die Ergebnisse zeigten einen Anstieg des Dehydroepiandrosteronspiegels (DHEA), der an der Produktion von Östrogen und Testosteron beteiligt ist. Dies kann besonders wichtig für Frauen in den Wechseljahren sein.

Studienergebnisse bezüglich der körperlichen Leistung

Es wurden mehrere klinische Studien durchgeführt, um die Auswirkungen von Ashwagandha auf die körperliche Leistungsfähigkeit zu untersuchen. Diese Studien haben deutliche Verbesserungen bei der Ausdauer, Muskelkraft und Erholung gezeigt. Es existieren Studien, die belegen konnten, dass die Muskelkraft und -größe durch Ashwagandha deutlich anstieg und Ashwagandha zusätzlich noch eine regenerierende Wirkung auf den Körper hat. Eine Studie befasste sich mit der Muskelregeneration nach einem hochintensiven Training und untersuchte die Auswirkungen von Ashwagandha darauf, welche sich verbesserte, indem es der Heilpflanze gelang, den Muskelverlust zu reduzieren und den Antioxidantienhaushalt zu erhöhen.

Studienergebnisse bezüglich der kognitiven Funktionen

Die Auswirkungen von Ashwagandha auf die kognitive Funktion, wie

- die Wahrnehmung,
- das Lernen,
- das Erinnern,
- das Denken und
- das Wissen,

sind ein aktives Forschungsgebiet, wobei immer mehr Studien gegenwärtige Vorteile bestätigen. Eine Studie aus dem Jahr 2016 ergab, dass die tägliche Einnahme von Ashwagandha-Extrakt das Gedächtnis, die kognitive Verarbeitung und die kognitiven Funktionen bei Menschen mit mäßigem Stress deutlich verbesserte.

Eine andere Studie aus dem Jahr 2017 ergab, dass Menschen, die Ashwagandha-Extrakt einnahmen, im Vergleich zu einer Placebogruppe signifikante Verbesserungen der allgemeinen kognitiven Funktion zeigten.

Eine weitere im Jahr 2018 verübte Studie wollte herausfinden, welche Auswirkungen Ashwagandha auf das Gedächtnis und die Aufmerksamkeit bei Menschen mit eingeschränkten kognitiven Fähigkeiten hat. Dabei zeigten die Untersuchungen, dass die Ergänzung mit Ashwagandha-Extrakt die kognitiven Funktionen deutlich verbessert, was zu erhöhter Aufmerksamkeit und verbessertem Gedächtnis führt.

Eine kritische Analyse der Methoden und Ergebnisse der wissenschaftlichen Forschung

Eine kritische Analyse der Methoden der wissenschaftlichen Forschung zu Ashwagandha zeigt, dass noch viele Unsicherheiten und Mängel bestehen. Viele Studien hatten kleine Stichprobengrößen, was die Generalisierbarkeit der Ergebnisse beeinträchtigen könnte. Darüber hinaus gibt es oft keine adäquate Vergleichsgruppe, um die Wirksamkeit von Ashwagandha zu bewerten. Ein umstrittenes Thema bei der Bewertung von Forschungsergebnissen zu Ashwagandha ist die Qualität der verwendeten Rohstoffe. Dadurch, dass Ashwagandha in vielen Ländern angebaut wird und es oft keine standardisierte Methode zur Herstellung und Verarbeitung dieser Pflanze gibt, kann die Bewertung der Wirksamkeit und Sicherheit verschiedener Ashwagandha-Ergänzungsmittel schwierig sein. Trotz dieser Problematik weisen immer mehr wissenschaftliche Studien auf die Wirkstoffe und vielversprechenden Vorteile von Ashwagandha hin. Eine gründliche und kritische Analyse der Methoden und Ergebnisse dieser Studien kann dazu beitragen, das Potenzial von Ashwagandha als natürliche Therapieform besser zu verstehen.

Zukunftsaussichten für die Ashwagandha-Forschung

Ashwagandha ist ein vielversprechendes Nahrungsergänzungsmittel, das in der Alternativmedizin und in der ayurvedischen Praxis weit verbreitet ist.

Trotz vieler positiver Ergebnisse klinischer Studien bleiben jedoch viele Fragen unbeantwortet. Es bedarf noch weiterer Forschung, um die Wirkung von Ashwagandha besser zu verstehen und seine Einsatzmöglichkeiten zu erkunden.

Eine wichtige Richtung zukünftiger Forschung ist die Untersuchung der optimalen Dosierung und Anwendungsdauer. Obwohl Ashwagandha als sicher gilt, sind weitere Untersuchungen erforderlich, um herauszufinden, ob eine langfristige Einnahme negative Auswirkungen auf die Gesundheit haben kann. Ein weiterer wichtiger Forschungsbereich ist die Untersuchung der Wechselwirkungen von Ashwagandha mit anderen Medikamenten und Nahrungsergänzungsmitteln. Auch, wenn bisher keine Berichte über signifikante Wechselwirkungen vorliegen, sollten sich dennoch weitere Untersuchungen mit der Kombination von Ashwagandha und anderen Medikamenten befassen, sodass beides sicher eingenommen werden kann.

Es besteht also großes Potenzial für den zukünftigen Einsatz von Ashwagandha, insbesondere in der Alternativmedizin und der ayurvedischen Praxis.

ASHWAGANDHA UND SEINE AUSWIRKUNGEN AUF BLUTDRUCK, GEWICHT, MUSKELAUFBAU UND HORMONE

Neben den vielen aufgezählten Vorteilen verbessert Ashwagandha auch die Herzgesundheit. Die Herzgesundheit ist ein wichtiger Aspekt der allgemeinen Gesundheit und kann durch viele Faktoren beeinträchtigt werden, darunter Stress, Bluthochdruck, Entzündungen und schlechte Ernährung. Die Fähigkeit von Ashwagandha, Stress abzubauen und Entzündungen zu reduzieren, trägt automatisch dazu bei, das Risiko für Herzerkrankungen zu verringern. Zahlreiche Studien konnten dies bereits belegen. Beispielsweise ergab eine randomisierte, placebokontrollierte Studie an gesunden erwachsenen Männern, dass die Einnahme von Ashwagandha-Extrakt den Blutdruck senken kann. Eine andere Studie ergab, dass Ashwagandha-Extrakt das LDL-Cholesterin, auch als schlechtes Cholesterin bekannt, senkt und das HDL-Cholesterin, bekannt als das gute Cholesterin, erhöht.

Definition: LDL und HDL

Bei Cholesterin handelt es sich um eine Fett sehr ähnliche Substanz, die in allen Zellen des Körpers vorkommt und für viele verschiedene wichtige Funktionen benötigt wird, beispielsweise für die Hormonproduktion, die Produktion von Vitamin D und Gallensäuren. LDL-Cholesterin steht für „Low-Density Lipoprotein-Cholesterin" und ist eine im Körper vorkommende Cholesterinart. LDL-Cholesterin ist auch bekannt als das „schlechte" Cholesterin, denn ist im Körper von diesem Cholesterin der Wert zu hoch, kann dies zu einem erhöhten Risiko für Herzerkrankungen führen. Wenn zu viel LDL-Cholesterin im Blut vorhanden ist, kann es sich an den Arterienwänden ablagern und Plaque bilden, was zu einer Verengung der Arterien führt. Dieser Prozess wird Atherosklerose genannt und erhöht das Risiko für einen Herzinfarkt, Schlaganfall und andere Herz-Kreislauf-Erkrankungen. Änderungen des Lebensstils wie eine gesunde Ernährung, regelmäßige körperliche Aktivität, Raucherentwöhnung und Gewichtskontrolle können dabei helfen, den LDL-Cholesterinspiegel zu senken.

HDL-Cholesterin steht für „High-Density Lipoprotein-Cholesterin" und wird im Gegensatz zum LDL-Cholesterin oft als „gutes" Cholesterin bezeichnet. Hohe HDL-Cholesterinwerte gelten allgemein als vorteilhaft, da sie mit einem verringerten Risiko für Herz-Kreislauf-Erkrankungen verbunden sind. HDL-Cholesterin hat möglicherweise auch entzündungshemmende Eigenschaften und hilft, die Plaquebildung in den Arterien zu reduzieren. Um den HDL-Cholesterinspiegel zu erhöhen, sollte ebenfalls der Lebensstil geändert werden, dazu gehören eine regelmäßige körperliche Aktivität, eine gesunde Ernährung mit vielen Ballaststoffen und gesunden Fetten sowie die Raucherentwöhnung.

Wenn Sie Ashwagandha zur Verbesserung Ihrer Herzgesundheit einnehmen möchten, sollten Sie sich an die empfohlene Dosierung von

300 bis 500 mg pro Tag

halten und es im Rahmen eines gesunden Lebensstils verwenden. Dazu gehören wie immer

- eine gute und ausreichende Ernährung,
- regelmäßige körperliche Aktivität und
- guter sowie ausreichender Schlaf.

Wenn Sie mehrere Medikamente gegen Bluthochdruck oder Herzprobleme einnehmen, sollten Sie unbedingt Ihren Arzt konsultieren, bevor Sie zu Ashwagandha greifen.

Wie Ashwagandha auf das Herz-Kreislauf-System wirkt

Wie sich Ashwagandha auf das Herz-Kreislauf-System auswirkt, haben bereits einige Studien gründlich untersucht. Eine 2015 veröffentlichte Studie konzentrierte sich auf Menschen mit mittelschwerer bis schwerer Hypertonie, also einem Bluthochdruck. Untersuchungen zeigten, dass Ashwagandha den systolischen und diastolischen Blutdruck deutlich senken kann.

Eine weitere, 2019 veröffentlichte Studie untersuchte die Auswirkungen von Ashwagandha auf oxidativen Stress bei Menschen mit koronarer Herzkrankheit. Untersuchungen zeigten, dass Ashwagandha oxidativen Stress deutlich reduzieren kann und daher bei der Behandlung von Herz-Kreislauf-Erkrankungen nützlich ist. Daneben senkt Ashwagandha auch den Cholesterinspiegel im Blut. 2016 untersuchte eine andere Studie, welche Auswirkungen Ashwagandha auf den menschlichen Cholesterinspiegel hat. Diese Studie zeigte auf, dass Ashwagandha den Cholesterinspiegel deutlich bei den Menschen senken kann, die einen erhöhten Spiegel aufweisen.

Zusammenhang zwischen Ashwagandha und Gewichtsmanagement

Bezüglich der Gewichtsabnahme und Gewichtskontrolle gibt es Hinweise darauf, dass die Heilpflanze unterstützend wirkt. Warum das so ist, liegt an den vielen positiven Wirkungsweisen dieser Pflanze, beginnend beim Cortisolspiegel, den Ashwagandha nachweislich senkt. Leiden Sie beispielsweise an chronischem Stress, kommt es zu einer erhöhten Produktion von Cortisol, welches mit Gewichtszunahme und Fettspeicherung verbunden ist. Dies lässt sich wie folgt erklären: Cortisol steigt sofort an, wenn Sie gestresst sind. Sobald Sie ständig gestresst sind und nichts tun, diesen Stress wieder zu reduzieren, wird Ihr Körper ständig eine Überdosis Cortisol produzieren. Leider jedoch regt Cortisol den Appetit an, was Sie automatisch dazu verleitet, vermehrt zu Essen zu greifen. Möglicherweise haben Sie den Begriff „Wohlfühlessen" schon einmal gehört. Es wird oft zu Essen gegriffen, um sich besser zu fühlen, und zwar nicht auf eine Weise, die tatsächlich den Hunger stillt oder den Körper mit lebenswichtigen Nährstoffen versorgt, sondern es bedeutet, dass Sie mit diesem Wohlfühlessen Ihr Ungleichgewicht ausgleichen möchten. Dies wird auch als emotionales Essen bezeichnet. Wenn Sie einmal zurückblicken auf eine herausfordernde Situation, hatten Sie bestimmt kein Verlangen nach einer gesunden Gemüsepfanne mit Grünkohl und Linsen und haben stattdessen zu zucker- und fettreichen Produkten, wie Chips, Schokolade, Pizza und Pommes, gegriffen. Aber Cortisol steigert nicht nur Ihren Appetit, es erhöht auch die Ansammlung von Fettgewebe im Bauchbereich und Bauchfett ist ein Stressor für Ihren Organismus, denn Stoffe werden freigesetzt, die Entzündungen entstehen lassen. Bauchfett ist noch dazu auch hormonell aktiv. Dies kann beispielsweise die Östrogendominanz fördern oder eine bestehende Östrogendominanz verstärken, was aufgrund von Wassereinlagerungen zur Gewichtszunahme führt. Als ob das alles nicht schon ärgerlich genug wäre, verlangsamt sich auch Ihr Stoffwechsel, wenn Sie gestresst sind. In einer Studie wurden die Stoffwechselraten von Frauen untersucht, die am Tag davor Stress erlitten. Gestresste Frauen verbrannten 104 Kalorien weniger pro Tag. Auf den ersten Blick ist es nicht viel, auf Jahresbasis gerechnet beträgt der Unterschied im Vergleich zu Frauen ohne Stress jedoch zusätzlich 6 kg. Untersuchungen zeigten nicht nur einen langsameren Stoffwechsel, sondern auch einen höheren Insulinspiegel. Verantwortlich dafür ist ebenfalls das Stresshormon Cortisol. Cortisol erhöht den Blutzucker und verringert die Empfindlichkeit der Zellen gegenüber Insulin. Der Körper möchte nun dagegen ankämpfen, indem er vermehrt Insulin ausschüttet. Das Problem dabei ist, dass ein hoher Insulinspiegel zu einer Gewichtszunahme führt. Durch die Reduzierung von Stress und Cortisol hilft Ashwagandha, das Risiko einer Gewichtszunahme zu verringern. Nebenbei steigert es auch Ihren Stoffwechsel, was Sie dabei unterstützt, mehr Kalorien zu verbrennen und Ihren Blutzuckerspiegel zu regulieren. Zu guter Letzt haben einige Untersuchungen sogar gezeigt, dass Ashwagandha den Appetit reduzieren kann. Dies ermöglicht Ihnen, Ihre Kalorienaufnahme und Ihr Gewicht zu kontrollieren.

Zusätzliche Tipps

Achten Sie auf Ihre Ernährung

Sie können über Ihre Ernährung Ihr Stressempfinden beeinflussen. So können Sie Ihre Stressprobleme durch die tägliche Ernährung entweder verschlimmern oder reduzieren. Es gibt daher stressverursachende Lebensmittel und stressreduzierende Lebensmittel. Eine ungesunde Ernährung kann den Körper zusätzlich belasten und bestehende Stresssymptome verschlimmern.

Der eigentliche Stressfaktor für Ihren Körper sind entzündungsfördernde Nahrungsmittel. Dies gilt vor allem für verarbeitete Lebensmittel, die viel Zucker und Transfette enthalten. Schweinefleisch und Weizen gehören zu den Lebensmitteln, die Entzündungen, durch spezielle Inhaltsstoffe, fördern. Priorisieren Sie hingegen Lebensmittel, die einen niedrigen glykämischen Index besitzen. Dabei handelt es sich um Produkte, die Zucker langsamer freisetzen. Dadurch erhöht sich der Blutzuckerspiegel langsamer und die Ausschüttung des Stresshormons Cortisol wird verringert, was mit dem Blutzuckerspiegel zusammenhängt.

Nachfolgend eine Liste mit den GI-Werten von gängigen Lebensmitteln:

Lebensmittel	**GI-Wert pro Gramm Kohlenhydrate**
Obst	
Ananas	59
Grapefruit	25
Erdbeeren	40
Pflaume	39
Apfel	38
Kiwi	53
Wassermelone	76
Banane	52
Birne	38
Rosinen	64
Trauben	53
Aprikose	57
Heidelbeeren	53
Mango	51
Papaya	59

Cantaloupe-Melone	65
Kirschen	63
Aprikose, getrocknet	30
Orange	42
Getreide	
Quinoa	53
Wildreis	57
Brauner Reis	48
Weißer Reis	56
Jasminreis	109
Bulgur	48
Hirse	71
Gerste	25
Maismehl	68
Buchweizen	54
Gemüse	
Ofenkartoffel	85
Karotten	47
Grüne Erbsen	45
Mais	48
Süßkartoffel	59
Anmerkung: Generell haben fast alle Gemüsesorten den Wert 0, besonders Grünkohl, Brokkoli, Weißkohl, Blumenkohl, Blattsalate, Spinat, Gurken und grüne Bohnen.	

Bohnen	
Mungobohnen	39
Kidneybohnen	28
Schwarze Bohnen	30
Schälererbsen	25
Kichererbsen	28
Rote Linsen	26
Limabohnen	32

Beheben Sie durch Stress verursachte Nährstoffdefizite
Unter dem Einfluss von Stress steigt der Bedarf des Körpers an Spurenelementen, insbesondere an Vitaminen und Mineralstoffen. Magnesium, Vitamin B, Vitamin C und Vitamin E gehören zu diesen Nährstoffen.

Magnesium – ein entspannendes Mineral

Eine besondere Rolle im Kampf gegen Stress spielt der Mineralstoff Magnesium. Magnesium ist im Wesentlichen ein essentielles entspannendes Mineral. Dies gilt im Allgemeinen, insbesondere aber in den Wechseljahren. Es hilft Ihnen, zu entspannen, unterstützt einen guten Schlaf und den Energiestoffwechsel. In Zeiten von hohem Stress, schlechtem Schlaf und intensiver körperlicher Betätigung steigt der Bedarf unseres Körpers an Magnesium. Folgende Lebensmittel enthalten viel Magnesium:

- Nüsse wie Erdnüsse, Mandeln und Walnüsse,
- Bohnen und Linsen
- dunkelgrünes Blattgemüse und
- dunkle Schokolade, in Maßen natürlich.

Omega-3 bekämpft Stress

Die Rolle von Omega-3-Fetten beim Stressabbau sollte nicht außer Acht gelassen werden. Omega-3-Fette besitzen eine entzündungshemmende Wirkung und sind für die hormonelle Gesundheit von großer Bedeutung. Es gibt zwei Omega-3-Fettsäuren, die Stresssymptome reduzieren und sich positiv auf den Stresshormonspiegel auswirken. Die Rede ist von EPA und DHA, die in Algen und Fisch enthalten sind. Omega-3 unterstützt einen gesunden Insulin- und Cholesterinspiegel. Möchten Sie Stress abbauen, essen Sie ein Sandwich aus Vollkorn mit Thunfisch oder auch eine Gemüse-Reis-Pfanne. Zweimal die Woche sollten Sie Fisch wie Lachs und Hering essen. Wenn Sie aus ethischen, ökologischen oder geschmacklichen Gründen nicht regelmäßig Fisch essen möchten, können Sie Ihre Ernährung mit Omega-3 auf Algenölbasis ergänzen.

Grüner Tee – ein Entspannungsgetränk

Trinken Sie öfter leckeren Tee, denn es ist ein gutes Mittel, um Stress abzubauen. Die beste Wahl wäre hier grüner Tee, denn dieser enthält weniger Koffein als Kaffee und liefert zudem viele nützliche Antioxidantien und Theanin. Theanin gehört zu den Aminosäuren, die das Nervensystem beruhigen.

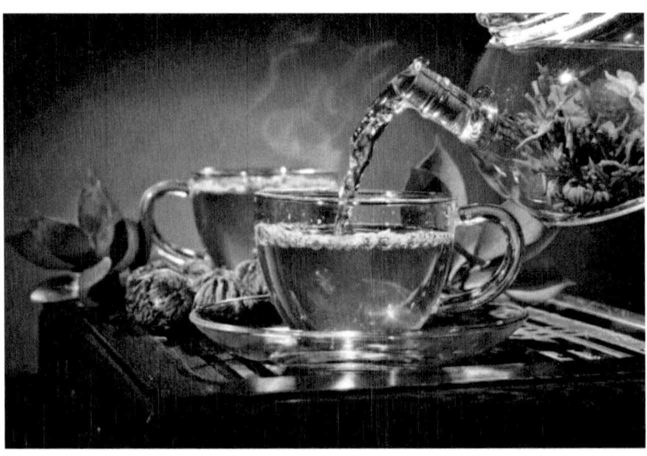

Muskelaufbau und Ashwagandha: Realität oder Mythos?

Bei Kraftsportlern wird die Ashwagandha-Pflanze immer beliebter. Viele Sportler bereiten sich auf Ihr Training vor, indem Sie das Präparat vorher einnehmen, zur Verbesserung der Ausdauer und des Muskelaufbaus. Dieser Effekt kann auf der Stimulierung der eigenen Testosteronproduktion beruhen, die für Muskelwachstum und Muskelkraft verantwortlich ist. Es handelt sich daher um keinen Mythos, doch selbstverständlich liegt es nicht nur an Ashwagandha selbst, ob der Muskelaufbau zufriedenstellend ist. Eine Kombination mit Ashwagandha und einer gesunden, auf Muskelaufbau ausgerichteten Ernährung ist essentiell. Es bleibt wohl dann nur ein Mythos, wenn Sie zwar Ashwagandha einnehmen, jedoch parallel viel Fast Food und zuckerhaltige Getränke konsumieren. Greifen Sie stattdessen lieber zu gesunden Kohlenhydraten und fettarmen Milchprodukten, die reich an Eiweiß und ungesättigten Fetten sind. Mageres Fleisch, proteinreiche Eier, Fisch, Käse, Haferflocken, Sojabohnen und Nüsse sind unter anderem sehr wichtige Nahrungsmittel für den Muskelaufbau.

Geschlechtsspezifische Auswirkungen von Ashwagandha auf Hormone

Wie bereits erläutert, hat Ashwagandha geschlechtsspezifische Auswirkungen auf die Hormone. Nachfolgend noch einmal zur Erinnerung:

Wirkung auf Testosteron

Ashwagandha wird traditionell zur Steigerung der männlichen Fruchtbarkeit und Potenz eingesetzt. Neuere Forschungen zeigen, dass die Wurzel auf natürliche Weise einen niedrigen Testosteronspiegel bekämpfen kann. Dies geschieht durch unterschiedliche Mechanismen:

<u>Reduzierung von Stress</u>
Eine randomisierte, doppelblinde, placebokontrollierte Studie aus dem Jahr 2012 ergab, dass die Pflanze den Stresspegel bei Männern mit chronischem Stress deutlich reduziert. Die zweimonatige Einnahme von konzentriertem Ashwagandha-Wurzelextrakt senkte den Cortisolspiegel signifikant. In der Placebogruppe wurden keine Auswirkungen beobachtet. Da ein hoher Cortisolspiegel zu einem niedrigen Testosteronspiegel führt und umgekehrt, führt die Reduzierung von Stress zu einem Anstieg des Testosteronspiegels.

<u>Ashwagandha verbessert die Potenz und Fruchtbarkeit</u>
Ashwagandha erhöht die Fruchtbarkeit durch verschiedene Mechanismen. Einerseits wird die Produktion der Sexualhormone FSH (follikelstimulierendes Hormon) und LH (luteinisierendes Hormon) angeregt. Beide Hormone spielen sowohl bei Männern als auch bei Frauen eine wichtige Rolle bei der „Empfängnis". Es ist außerdem auch ein wirksames Mittel zur Verbesserung der Spermienqualität. Eine Metaanalyse aus dem Jahr 2018 ergab eine deutlich verbesserte Spermienkonzentration und -motilität.

<u>Ashwagandha führt zu Muskelwachstum</u>
Viele Männer gehen ins Fitnessstudio und nehmen viel Protein zu sich, um Muskelmasse und Kraft aufzubauen. Wenn Ihr Testosteronspiegel niedrig ist, kann dies manchmal schwierig sein. In einer Studie wurden 57 junge Männer randomisiert einer Behandlungs- oder Placebogruppe zugeteilt. Sie alle absolvierten regelmäßig Krafttraining. In der Behandlungsgruppe, die zweimal täglich 300 mg Ashwagandha-

Extrakt einnahm, wurde eine signifikante Steigerung des Muskelwachstums festgestellt. Der Aufbau von Muskelmasse war viel besser. Diese drei bedeutenden Mechanismen sind hauptsächlich dafür verantwortlich, warum Ashwagandha das Testosteron erhöht.

Wirkung auf Östrogen

Auch hier gibt es wieder drei Mechanismen, die gemeinsam dafür verantwortlich sind, dass Ashwagandha einen Einfluss auf das Östrogen hat.

Stimulierung der Östrogenproduktion

Ashwagandha erhöht die Aktivität von Enzymen, die an der Umwandlung von Hormonvorläufern in Östrogen beteiligt sind, was letztlich zu einer erhöhten Östrogenproduktion führt.

Verbesserung der Schilddrüsenfunktion

Dadurch, dass Ashwagandha die Schilddrüsenfunktion reguliert und den Hormonstoffwechsel beeinflusst, sorgt eine optimale Schilddrüsenfunktion für den Ausgleich des Hormonspiegels, einschließlich des Östrogenspiegels.

Stressreduzierung

Es wurde nun schon zur Genüge erwähnt, dass Ashwagandha für seine stressreduzierenden Eigenschaften bekannt ist und chronischer Stress den Hormonspiegel beeinflussen und zu einem Ungleichgewicht führen kann. Durch die Reduzierung des Stressniveaus trägt Ashwagandha indirekt dazu bei, den Östrogenspiegel zu erhöhen.

SCHLUSSFOLGERUNGEN UND EMPFEHLUNGEN

Nach diesem doch sehr aufschlussreichen Kapitel erhalten Sie noch einmal zusammengefasst alle wichtigsten Erkenntnisse rund um Ashwagandha auf einen Blick.

- Eine dauerhafte Einnahme ist möglich, ratsam ist jedoch eine Pause zwischendrin, um die Bedürfnisse des Körpers zu erkennen.
- Überschreiten Sie die tägliche Maximaldosis von 1.250 mg nicht.
- Achten Sie auf die Qualitätsmerkmale in der Checkliste
- Die allgemeine Dosierung liegt bei 300 bis 500 mg täglich.
- Nehmen Sie Kapseln und Tabletten mit viel Flüssigkeit ein und bestenfalls zu einer Mahlzeit.
- Sorgen Sie für eine ausreichende Flüssigkeitszufuhr über den Tag verteilt.
- Sind Sie schwanger, stillen Sie oder leiden Sie an einer Autoimmunerkrankung, einem niedrigen Blutdruck oder Blutzucker, sollten Sie von einer Einnahme absehen beziehungsweise vorher mit dem behandelnden Arzt Rücksprache halten.
- Kinder sollten diese Heilpflanze ebenfalls nicht einnehmen.
- Steht bei Ihnen eine Operation an, setzen Sie Ashwagandha zwei Wochen vorher ab.
- Setzen Sie Ashwagandha bei Nebenwirkungen ab und probieren Sie nach einer einwöchigen Pause eine niedrigere Dosis aus.
- Achten Sie parallel zur Einnahme immer auf einen gesunden Lebensstil.

Praktische Empfehlungen zur Anwendung

Zusammenfassend erhalten Sie nochmals die praktischen Empfehlungen zur Anwendung von Ashwagandha.

- Konsultieren Sie immer Ihren Arzt oder einen Heilpraktiker, bevor Sie Ashwagandha anwenden, insbesondere wenn Sie Medikamente einnehmen oder an einer chronischen Erkrankung leiden.

- Beginnen Sie mit einer niedrigen Dosis und erhöhen Sie diese schrittweise, um mögliche Nebenwirkungen zu minimieren. Denken Sie an die empfohlene Tagesdosis von 300 bis 500 mg.

- Es ist am besten, Ashwagandha zusammen mit einer Mahlzeit einzunehmen, um die Aufnahme im Körper zu verbessern.

- Vermeiden Sie die Einnahme von Ashwagandha während der Schwangerschaft oder Stillzeit.

- Wenn Sie an Autoimmunerkrankungen leiden, sollten Sie Vorsicht walten lassen und Ihren Arzt konsultieren, da Ashwagandha das Immunsystem stimulieren kann.

- Überwachen Sie Ihre Reaktion auf Ashwagandha sorgfältig und beenden Sie die Einnahme des Medikaments, wenn Sie unerwünschte Nebenwirkungen wie Verdauungsbeschwerden oder allergische Reaktionen bemerken.

- Bitte beachten Sie, dass Ashwagandha eine beruhigende Wirkung haben und daher Schläfrigkeit verursachen kann. Daher sollten Sie die Einnahme des Arzneimittels vor Aktivitäten vermeiden, die eine hohe Konzentration erfordern, wie beispielsweise das Autofahren.

- Lagern Sie Ashwagandha-Produkte an einem kühlen, trockenen Ort, um die Haltbarkeit zu gewährleisten.

- Denken Sie daran, dass Ashwagandha als Nahrungsergänzungsmittel gilt und eine gesunde Ernährung sowie einen vernünftigen Lebensstil nicht ersetzen kann.

Ashwagandha – eine vielversprechende Ergänzung

Ashwagandha ist ein wunderbares Mittel, das aufgrund seiner potenziellen gesundheitlichen Vorteile immer mehr Beachtung findet. Die lange Geschichte der ayurvedischen Medizin und ihr Einsatz zur Förderung von Gesundheit und Wohlbefinden machen Ashwagandha zu einer vielversprechenden Ergänzung der ganzheitlichen Gesundheitsversorgung. Zu den vielen potenziellen Vorteilen von Ashwagandha gehören die Unterstützung der Stressbewältigung und die Verbesserung der Stimmung sowie die Förderung einer gesunden Entzündungsreaktion im Körper. Obwohl die Forschung zu Ashwagandha noch im Gange ist, müssen seine Wirksamkeit und Sicherheit bei verschiedenen Anwendungen noch bestätigt werden.

Insgesamt kann Ashwagandha eine wertvolle Ergänzung Ihrer Gesundheitsroutine sein und auch präventiv Ihren psychischen sowie physischen Körper unterstützen. Halten Sie sich dabei immer an die empfohlene Dosierung, hören Sie während der Einnahme immer auf Ihren Körper und achten Sie auf all seine Signale, dann können Sie Ashwagandha als Teil einer umfassenden Gesundheitsroutine verwenden und von seinen potenziellen Vorteilen profitieren.

Es ist wichtig, zu bedenken, dass Nahrungsergänzungsmittel wie Ashwagandha nicht als alleinige Behandlung von Gesundheitsproblemen betrachtet werden sollten, sondern als Ergänzung gelten. In diesem Ratgeber haben Sie zu allen Punkten umfassende Tipps zur Förderung erhalten. All dies lässt sich wunderbar mit der tollen Heilpflanze kombinieren und Sie werden schnell feststellen, auf welche unsagbare Weise Ashwagandha auch bei Ihnen wirken kann. Kaufen Sie dafür hochwertige Ashwagandha-Produkte aus seriösen Quellen. Achten Sie darauf, dass Ihr Produkt zertifiziert ist und die Qualitätsstandards aufweist, um sicherzustellen, dass Sie ein Produkt erhalten, das frei von Verunreinigungen ist und die gewünschten gesundheitlichen Vorteile bietet.